全人照護 同願同行

花蓮慈院跨職類實務與個案

花蓮慈濟醫院教學部　編著

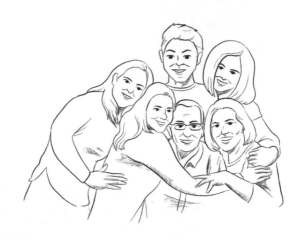

以病人為中心的全人照護教學案例

林啟禎 成大醫學系骨科特聘教授．醫策會董事長．台灣骨科醫學會理事長

　　感謝慈濟醫學院陳宗鷹院長邀請我為花蓮慈濟醫院教學部出版的《全人照護，同願同行－花蓮慈院跨職類實務與個案》作序，個人榮幸之餘也的確有一些想法想提供做為同好的參考與分享。

　　醫療照護本來就應該以人為中心，以有別於大部分教科書是以疾病為中心，因為一般所認知的傳統醫學教育都是以人體的解剖生理結構與病態生理疾病為主軸，而把關心人性與感受的心理層面獨立出來稱之為醫學人文教育，這似乎是把前者當作基礎而後者當作進階，這其實不

盡然正確，因為兩者應該如基礎與臨床必須整合一般，疾病診治與人性關懷也應像染色體的雙螺旋（double helix）緊密相扣，所以醫病與安心這兩個層次才能教育醫學生成為良醫的一體兩面，兩者缺一不可。

如果醫學教育無法達到人病合一的教育目標，正是醫療界仍有價值扭曲之隱憂的主因。而醫學教育對醫學人文的認知應該是要在實務上去全面實踐全人醫療，因此其核心價值不是經過感知的感動，而是不加思索的行動。當然心中感動才有力量，才能在充滿各種考驗的醫療行動上披荊斬棘持續前行。

因此，落實醫學人文教育與實踐全人照護的教育方法，並不是在課堂上空談理想，而是從每一個個案去反省檢視，這也是個人看到這本書名為《全人照護，同願同行－花蓮慈院跨職類實務與個案》時不自覺地拍案叫絕的主因。因為只有從個案軌跡去探討研讀，才能從訓練提升為教育，從反射進階為反思。這樣的案例也會成為教學相長的機緣，超越老師教導的言教，見證老師實踐的身教，更創造齊心協力的境教。

恭喜我的好朋友，慈濟醫院教學副院長、慈濟大學醫學院院長陳宗鷹在醫學人文教育與實踐全人照護的道路

上，走在正確的軌道。也期許慈濟師生與台灣醫學教育夥伴們相互砥礪，為台灣醫界的人文關懷邁向不斷提升的永無止境。

從探討研讀個案軌跡
才能從訓練提升為教育
從反射進階為反思

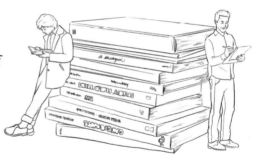

「全人照護，同願同行－花蓮慈院跨職類實務與個案」專書序

楊仁宏教授 中山醫學大學講座教授・台灣醫學院評鑑委員會執行長

　　WHO認為維護健康是基本人權，1948年世界衛生組織（WHO）憲章中對於健康的定義是「身體、精神和社會狀況完全良好的狀態，而不僅僅是沒有疾病或虛弱的狀態」，因此，以人為本，提供促進健康、兼顧病人生理、心理、靈性及社會之醫療照護，乃是醫學教育及醫療服務必須要努力追求並實踐的目標。

　　謝博生教授睿智的觀察「由歷史發展的角度來看，醫學教育可視為人性化醫療的傳承過程」（1994），希波克拉底斯（Hippocrates）的醫學教育觀影響深遠，迄今被尊崇為醫師誓詞「我鄭重地保證自己要奉獻一切為人類服務。…病人的健康應為我的首要的顧念；…我將要盡可能地維護人的生命…」；在唐代孫思邈《大醫精誠》對於中國的良醫也豎立千百年來的典範，當代很多大學的中醫學系包括慈濟大學中醫系也將之視為中醫的醫師誓詞「凡

大醫治病，必當安神定志，無欲無求，先發大慈惻隱之心，…普同一等，皆如至親之想」。當東方遇見西方雖有歷史文化上截然不同的發展，但是對於醫療的教育及傳承，醫病之間關係的闡述，無論東方或西方醫學教育的觀點或對醫師的期待，具有令人驚訝的相近性，都是以人為中心、醫者對於病患不應該因為身分、地位、宗教、種族而有差別，應該平等對待，甚至視病猶親，醫者除了要有精湛的專業醫術，更需有良善的醫德（專業素養）。

全人醫療其實不是新發現的價值或觀念，而是千百年來人類醫療的共同價值。

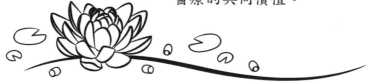

　　因為醫療的對象是人，長久以來，醫學被視為兼具科學與人文的雙重角色。回顧100多年來醫學教育與醫療的發展，從1910年Flexner Report發表奠立近代醫學教育

2年基礎醫學+2年臨床醫學訓練模式，Flexner鼓勵臨床教師進行研究、重視醫學生的實驗訓練，雖然他也重視教學醫院的臨床教學；但是，不可諱言，醫療發展明顯偏重於生物醫學科學的發展，造成「生醫模式/Biomedical Model」迄今仍然勢不可擋的發展態勢，「生醫模式」的醫療的確給人類帶來無與倫比的進展，大幅延長了人類的壽命，治療許許多多重症、難症，解救了無數的生命，也讓無數的家庭免於破碎，近年來由於生物醫學、資訊科技、大數據與人工智慧的突飛猛進，更加突顯「生醫模式」醫療的優越性。然而，醫療醫術再如何精進、科技再如何發達，仍有許多重大傷病、癌症末期、新興傳染病等疾病依舊取人生命，新冠肺炎的大流行在短時間已奪走百千萬人的生命，人們仍然終須面對死亡，醫療終究仍有極限與侷限之處。

　　早在1919年醫學大師威廉‧奧斯勒（William Osler）已憂心感嘆「他擔心醫學教育教條式的標準化、和醫師與研究實驗室的嚴格捆綁，會損害醫病關係和醫學實踐的人文元素」；而Flexner本人在1939年也坦承「我談到了實驗科學…但我所說的，同樣適用於音樂和藝術、以及人類精神不受束縛的所有其他表達方式（指人文）」。直

到1970年代之後，美國醫學教育始將醫學人文正式納入醫學教育課程。1977年George Engel提出「生物心理社會模式/Bio-Psycho-Social Model」受到醫界高度的重視，醫學的科學性格也受到另衍生出醫學人文、社會科學在醫學教育與醫療實踐的廣泛討論，現代的醫學教育務須更加警覺，醫療的發展需要回到以人為本、以病人為中心的核心價值。

近年來全人照護（holistic health care）在全球逐漸蔚為風潮，臺灣在政府、醫策會、TMAC、醫學院及各醫療院所的全力支持配合下，積極發展全人醫療教育、促進全人照護的醫療服務。尤其在政府政策引導下，醫策會在2015-2017年的醫學中心評鑑五大任務中納入「落實全人照護之醫學教育」，2018年教學醫院評鑑（草案）更加重視全人照護教育、並落實於醫療服務訓練，並提升全人照護品質之研究，更加重視全人照護教育、並落實於醫療服務訓練，並提升全人照護品質之研究，對於醫師及所有醫事職類實習學生及新進人員的訓練計畫需納入全人照護教育，不僅提供以病人為中心之生理、心理、靈性及社會之醫療照護，也要提供民眾促進健康與預防疾病之道，並能及時、有效提供或安排適當之長期照護或安寧照護。

花蓮是證嚴上人創辦慈濟世界的心靈故鄉，花蓮慈院秉持「慈悲喜捨」的精神，為東台灣「守護生命、守護健康、守護愛」，落實「全人照護」，欣見花蓮慈院即將出版「全人照護，同願同行-花蓮慈院跨職類實務與個案」專書，花蓮慈院教學部在陳宗鷹副院長領導及謝明蓁主任的努力下，將近年來在花蓮慈院全人醫療照護教育的努力，與照護實務的寶貴經驗集結成冊提出分享，結合醫師、中醫師、護理師、物理治療師、社工師、個案管理師、職能治療師與宗教家等進行跨領域、跨團隊的合作，確實提供以病人為中心之生理、心理、靈性及社會之醫療照護，關注出院準備與居家醫療的無縫接軌，從高齡、失能或失智者的居家醫療、長期照護，讓長輩在地老化、在地善終及安寧療護的經驗。本書提供不只是關注病人身體、心理或家庭社會的照顧，還更深一層關懷病人靈性的需求。本書中難能可貴的是分享參與照顧急、重、危病人的醫療人員或學生，也有可能面臨心裡與心靈的創傷，而提醒呼籲醫學教育者與醫療提供者、管理者必須關注醫療同仁的身心健康與復原力（resilience），唯有健康的醫療人員，才能提供最優質與理想的「全人照護」。

　　本人很榮幸樂為之序，並鄭重推薦給醫療專業人士

及關心醫療的學生或朋友們，本書值得閱讀與參考。

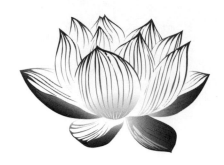

同行同願樹立全人醫療照護典範

林碧玉 慈濟基金會副總執行長

　　此次接到花蓮慈濟醫學中心教學部謝明蓁主任來電分享，即將出版《全人照護，同願同行－花蓮慈院跨職類實務與個案》專書，囑咐為之寫序，聞訊心情十分激動。明蓁主任承擔教學工作，不知不覺中已過17年。看著她年紀輕輕，卻能懷抱教學熱誠，願意投入毫無舞臺的「一般醫學臨床教學」工作，一路走來面對種種挑戰，依然一步一腳印勇敢向前，難能可貴，如今已成臨床教學專家，領導之教學團隊蔚然成林，教學夥伴們方向一致，目標直指全人醫療，真是令人感動與感佩。

　　證嚴上人創辦慈濟醫療，用最簡單的目標--「以病人

為中心，愛的醫療」，目標雖簡潔，在醫界卻是不簡單的課題。醫師與病人、親屬間互動、苦病人所苦、悲病人所悲、喜病人所喜，不單單是醫病互動，而是與病人家屬一起連動；不只是醫師自己決定醫療行為，而是醫病共商共享治療計畫決策；不只是一次疾病的治療，而是終生的關懷與終生醫病之情誼。而全人醫療照護基礎，就是從早期主動發願來到偏鄉花蓮慈濟醫院服務的醫師開始奠基，堅定追隨證嚴上人，守志不動，安住於花蓮，奠立慈濟愛的醫療之基礎。

回到《全人照護、同願同行》一書，單觀其主題，即可「望文、解義、會心」。筆者深深領會同仁們「合和互協」，對準證嚴上人日日叮嚀之「感恩、尊重、愛」為教學方向，並思索如何運用豐富資源，創造引領教學新世代，見證團隊們「尊奉師意、行於彈指」令人感動，不由眼眶泛紅難再續筆。

是的，這本書的出版，已非討論一般醫學教育，而是彰顯每一位老師們忠於醫學教育的使命。再三細細咀嚼本書每一章節論述，緊緊扣住對全人照護的意義、教育現況，以及團隊們要推動的以病人為師、為夥伴。因為是夥伴，自然非醫病關係的對照，而是超越疾病，醫病間有

愛，促成靈性療癒的芬多精，促成的靈性療癒效果，真是令人拍案叫絕，指引未來照護的指標。

再者，文中詮釋臨床全人照護醫學教育，最深層--「醫病見和相同」，是以病人為中心的全人、全隊、全家、全社區、全人身心靈整合醫學照護的展現。

而十個臨床案例，從宛如走入迷宮之神探，抽絲剝繭不只為病人的健康與安全，在合理懷疑的人性中，用心釐清病人的家長一片丹青護兒、親的用心，免除其受不白之冤。十個案例歷程高潮迭起，每一個案例均蘊含無限哲理，在在顯示醫師、護理師、社工師、職能治療師、個案管理師、志工等等團隊們對個案深情的關懷，與從做中體悟「醫者覺者也」的境界。

回顧二十餘年前，受醫界前輩殷切期待，慈濟臨床一般醫學教育是引領世界風騷之全人醫療照護，感恩團隊們目標明確已有初步成果，期待團隊能以無比願力繼續努力向前，深信盡未來際，因為有您們同行同願的願力，創造慈濟全人照護特殊領域為先鋒，樹立醫病共享決策全人照護典範，成為全球醫界追隨全人醫療照護的標的。

無限祝福團隊們，莫忘當年誓為全人醫療照護的發心，必為拔除身心靈苦痛做典範，必成教學傳承新紀元。

推展全人醫療 莫忘行醫初衷

林俊龍 慈濟醫療法人執行長

　　新型冠狀病毒肺炎（COVID-19）疫情自2019年底肆虐全球至今，身為醫師，每每想到所有醫護人員全心投入搶救生命的堅毅身影，就讓我敬佩不已，也再次想起自己為什麼要從醫的初心，因為醫療是一個神聖的專業，而醫護是為了病人而存在的。

　　醫療行業的本質，從幾千年前就是如此，一切都「以病人為中心」，只為幫病人作到二件事，一是減輕痛苦，二是延長壽命。古今中外，醫療先賢都強調ABCDE五大醫學倫理原則：自主（Autonomy），病人可以自己決定而不是附屬於醫生，一切要聽從醫師的指示；第二是利益病人（Beneficence），對病人有利的事才可以去做；第三是隱私（Confidentiality），病人掏心掏肺、把生命都交給醫生，所有的祕密都在醫師的掌控之下，所以醫護必須替他保密；第四、無害（Do No Harm）：對病人無傷害，雖然想要幫病人，反過來傷害病人，就不應該；第

五、公平（Equality-Justice）：一切平等，治病，不管病人年齡、膚色、種族、貧富，都需一視同仁，醫療不該變成有錢人的特權，貧窮的人同樣需要醫療，人人有醫療的權利。由此可知，醫療是神聖的專業，醫療的價值就在於人與人之間最真誠的關懷。

雖然新冠疫情嚴峻，但醫護同心，不畏風險，披甲上陣，醫院其他各單位全力動員，做好萬全準備，這種全院合心以愛守護生命的堅定，讓全人醫療的精神，在新冠疫情嚴峻時期，更得以彰顯。

2021年疫情嚴峻期間，在證嚴上人每日坐鎮參與的醫療與慈善連線會議上，除了分享與討論各院收治確診病人、參與快篩、執行疫苗施打等狀況外，還會聽到各院發生的溫馨醫病與護病故事。

記得花蓮慈院在2021年5月曾收治了一位重症的阿美族長者，主責護理師發現病人意識恢復初期情緒很不穩，一直說「想回家」，但病人的手機沒有視訊功能，護理師就用單位的平板電腦幫他聯繫家人，長者透過視訊連線，終於看到子女，聽到孩子為他加油打氣，他的心情才平靜了下來，才願意接受治療。護理師們穿著全套的防護衣，包得緊緊的只露出雙眼，病人很難辨識，但他們每天固定

三次進病房來照護長者，且鼓勵他做復健，讓長者從臥床進步到願意使用輔具走路，慢慢可以自己走到廁所刷牙洗臉，最後終於可以康復解隔平安出院。出院當天，這些可愛的護理師們還自製扇子，上面畫著這位長者的Q版畫像，祝福這位阿美族勇士成功對抗病魔平安出院！

　　還有一位女士因為病情加重，被轉送到花蓮慈院的重症專責病房照顧，居隔中的兒子只能透過網路社群為母親集氣祝福，由於病人家中是做安全帽生意，所以這位病人被網友暱稱為「安全帽阿姨」。經過中西醫合療，住院治療將近一個月後平安出院。安全帽阿姨回憶起在確診被隔離後所接受到的第一個擁抱，還是激動落淚，那是內科加護病房吳雅汝醫師在阿姨第二次拔管成功時，給她的擁抱，這個擁抱讓阿姨有了再次擁有生命的感覺。而吳醫師回憶當她看到阿姨成功擺脫了第一次拔管失敗的恐懼，終於成功撤除呼吸器，可以清醒的靠自己呼吸，雖然吳醫師穿著全套防護裝備，還是立刻給了阿姨一個鼓勵的擁抱。吳醫師描述那時她感受到阿姨情緒很激動，就很自然的抱了抱她，希望她能平復情緒，以免影響剛恢復的自主呼吸。吳醫師真心為病人能自主呼吸而開心，也同理病人久居一室無親人在身邊的孤單，她很感恩自己能在那一刻成

為病人可以倚靠的肩膀。

　　上述這二個案例，真實展現了以病人為中心的全人醫療，也唯有透過跨專業團隊合作，包括西醫、中醫、護理、藥劑、技術、營養、復健、社工、行政等等，建立合作默契，彼此密切配合，才能成就以全人醫療為目標的照護品質。在慈濟醫療志業，常可聽到一則又一則全人醫療的案例在臨床發生，感恩花蓮慈濟醫院教學部在謝明蓁主任的策劃下，邀集師長們集結案例、聯手出版此書，探討及教導全人照護的精髓。期待學生們都能善用此書，將全人醫療的理念融入自己的行醫或護理歷程中，展現最真最美的慈濟醫學專業與人文，莫忘從事醫療的助人初衷。

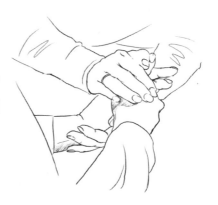

醫療是神聖的專業，醫療的價值就在於人與人之間最真誠的關懷。

以人為本 以病為師

王本榮 慈濟教育志業執行長・慈濟大學名譽校長

　　醫學是以人的疾病與健康為對象的學問，涵括「身體、心理、社會、靈性」四個層面。醫學的基本內涵包括醫學知識、醫療技術、科學實證與人道倫理。現代醫學造福人間，延長人生固不待言，但「老年化」使疾病變成慢性且多重，複雜且多變。豐足的物質條件及不良的生活習性，在無法落實疾病預防及健康教育情況下，衍生了肥胖、三高的代謝症候群。內在基因與外在環境的相互作用下使得癌症高居死亡率的首位，在在都成為照護及診療的困難。

　　醫院是「悲歡離合」的縮影，也是「生老病死」的道場，生命的樂章永無休止的廻盪於醫院每個角落。生命是如此渺小脆弱，常飄然而來，又隨風而逝。醫療人員逆勢而上，勉力而為，向病魔宣戰，與生命拔河，本為神聖「天」職，然而在健保管制邏輯與醫院營運邏輯的雙重夾擊下，又得面對浩瀚無量的醫學知識與無限上綱的醫療責

任，對從以往「眾神」的國度被貶謫到「人間」的醫生們，真是難以承受之重。而功利主義的盛行也經常讓醫護人員失去濟世救人的「初心」；科技儀器的進步，造成新一代的醫師成為科技的奴隸，喪失臨床診療的基本功；一昧追求專業知識，忽視人文及倫理素養，造成人際關係的疏離與緊張，關心「病」重於「人」，也容易衍生出醫療糾紛。

現代的病人消費者權益高漲又缺乏足夠的理性，在媒體及黑道的推波助瀾下，醫病關係常是互相猜忌，彼此提防。而醫病的互動關係也從以往的醫師－病人，過渡到現代以醫師為中心的醫療團隊─以病人為中心的家族團隊，常使事情更加複雜難解，醫病缺乏互信，醫師無法專業自主，無論是「過度醫療」或「防衛醫療」都會使醫病雙蒙其害。

守護生命、守護健康、守護愛

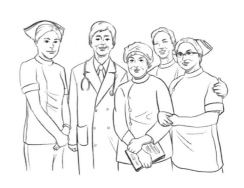

醫療人員不可能治好（cure）所有的病，挽救所有的生命，但必須以真誠關懷的心，全力以赴照顧（care）病患，減緩痛苦並膚慰（comfort）才是核心價值（core value）。而全人照護把病人當成一個「完整的人」，提供跨領域的全面照護，並能關懷其長期生活品質，「人道尊嚴」，也能擴及其家庭成員需求。證嚴上人說:「人文是人品典範，文史留芳」，也勉勵所有慈濟醫療人員要「以人為本、尊重生命」，「守護生命、守護健康、守護愛」，「救處護處大依處」。慈濟醫院也以具體的行動把「全人醫療」的理念落實。而《全人照護、同願同行─花蓮慈院跨職類實務與個案》的出版，更是如實記錄校院的努力，從教育訓練，動機建立，實務實踐到經驗分享，希望能為臺灣的醫療立下典範。

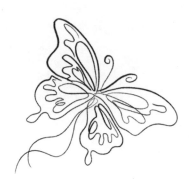

跨專業合作展現慈濟人文情懷

許育齡 教授兼任所長‧慈濟大學教育研究所

　　心懷感恩更且忐忑地接受了花蓮慈院醫學中心教學
部主任謝明蓁醫師的邀請，期待我能為《全人照護，同願
同行－花蓮慈院跨職類實務與個案》乙書出版，撰寫一則
推薦序。午後，翻閱著書中一則則的案例，竟不知不覺地
一口氣讀了下來，差點兒忘記自己不能只是入戲的讀者，
盡情隨事件跌宕起伏而進入到情節與人們的喜樂哀愁；還
需要定睛回過神為它寫推薦序，以便讓更多未來的讀者領
略它的美妙與獨特。

　　個人的學術專業在教育心理與輔導領域；認識醫學
教育領域實源於慈濟志業獨特的人文情懷及對醫學人文的

重視，並自2017年才開始因緣際會地串起醫護領域與教育領域的跨專業合作。自省對於如何開展醫學教育，以及持續耕耘醫學與教育領域的長遠合作，仍在摸著石頭過河的階段，雖然充滿未知但卻滿懷期待！因為，無論是從過去自身的求醫經驗，或從目前與相關醫護領域合作研究的過程，都不斷地提醒著我們，醫學人文教育的重要性與獨特性。

正因如此，本書中每一則案例都散發著它獨特的魅力，能讓身為醫學、護理、醫事甚至是教育專業的我們產生共鳴。案例是最好的學習素材，因為案例裡是真實事件的濃縮；案例裡有事件主角的情緒、想法與行動；案例裡更有事件不同主角的掙扎與盤根錯節的人生難題；案例裡更有一群有智慧有行動力的醫療助人團隊的合作身影。不同的實踐脈絡裡有不同面向的人文情懷開展，於是，在案例中看到，身為小兒科醫師也可能是青少年的心靈捕手；身為護理師，也可能是最懂如何安撫童稚不安的希望營造師；身為加護病房的指揮官，下一秒可能便化身最懂安慰夥伴的諮商員；案例裡更每每見著為破碎尋找意義讓遺憾找到安放處的慧心行動。每一個案例都訴說著有溫度的專業，能如何具體地為深受病苦、心苦、貧苦的求醫者，不

僅治其病痛更帶來撫慰與療癒！

　　本書中的案例沒有高潮迭起的奇幻情節，也沒有偶像劇裡用愛恨情仇來吸引觀眾的目光；相對地，案例裡每每見著深富專業資歷的醫護團隊，如何在面對複雜甚至是兩難決策的實務案例中，運用人文素養與團隊的系統合作，協力運用善解發揮智慧，從而讓看似膠著難解的難題，從用心投入鬆解關鍵癥結開始，逐漸轉為柳暗花明看到希望並讓大愛延續。正似慈濟大學校歌中所傳達的，醫海汪洋需讓慈愛張帆，用虛心面對各種挑戰；杏林廣袤，探索能生和風，歡喜心讓我們迎向陽光。滿懷敬意地讚賞著案例中的每個行動者，感謝有專業飽滿並富於人文情懷的醫療團隊將實踐智慧化為案例；未來在剖析與傳遞醫護人文精神如何實踐時，這本書都將成為最佳的案例教材。

醫海汪洋、讓慈愛張帆

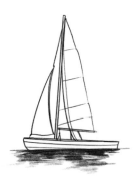

落實全人醫療 以病人為中心

林欣榮　花蓮慈濟醫院院長

　　「Whole Person Care」全人醫療這個名詞可以追溯到上世紀，在一九七七年《Science》雜誌上的這篇文章「The need for a new medical model: a challenge for biomedicine」，提到未來完善的醫療是涵蓋生理（身體）、社會、心理及經濟層面的醫療。在慈濟，「人本醫療，尊重生命」是　上人給我們的創院宗旨，因此以病人為中心的醫療照護，不只在臨床，在人才培育上，一直是我們努力落實的方向與目標。

　　從醫四十多年以來，深刻體會到，要照顧好病人的疾病，須透過團隊合作；要幫助病人遠離病苦，一定要兼

顧到病人的心靈、家庭，甚至擴及社區。因此，如何整合跨團隊的合作，我們規劃並辦理包括病人安全、醫療品質、感染管制、病歷寫作、實證醫學、醫學倫理與法律、人際溝通、跨領域團隊照護、性別平等、醫學人文、健康促進、安寧照護、長期照護和整合照護等全人醫療照護的課程。

於是，在臨床上，我所在的神經外科以腦傷、腫瘤等急重症病人居多，在搶救生命的過程，除了專業的外科處置之外，病人在恢復期，尤須跨科合作，中醫、復健、營養、心理、心靈、社工等領域的專業同仁偕同介入的案例，不勝枚舉。病人出院後，除了居家照護團隊，有時慈濟基金會還會介入接續慈善照護，我們只有一個目的，就是希望病人的身心靈需求都可獲得照護。

我常以腎臟內科團隊為例，早在多年前針對血液透析病人常見的併發症「高血磷症」，以「定量磷」概念設計衛教撲克牌，幫助病友從飲食中降低血磷濃度，因此獲得國家新創獎，之後又與營養師團隊出書為病友打造一日三餐健康蔬療飲食，與復健醫學團隊推出具有科學實證的復健運動全書，這些都是運用「全人醫療」在臨床上的心得與成果。

從病人的回饋中，我們知道在整個醫療過程，良醫、良護、以及讓病人安心的藥師、治療師、營養師、諮商師、社工師……缺一不可，全人照護需要提供全方位及整合性的診療及諮詢，不僅病人安全擺第一，尊重病人隱私，培養醫療團隊具有建立良好醫病關係的能力，我們的教學部團隊十分努力，在這本書中也彙集了許多全人照護的案例。

　　近年來，因為醫療的進步以及人們對於維持健康的渴望，醫療從業人員是否具備全人照護能力漸獲重視。花蓮慈院也在全人照護領域投入許多資源包括建立健康照護系統、品質改進，引進智慧醫療、遠距醫療，特別是花東狹長的地形，如何將全人醫療落實到偏遠地區，更屬不易，不僅要培育能提供全人照護能力的醫療照護團隊，資通訊硬體的應用也很重要，我們最終的目標就是提供病人完善的全人照護服務。

全人照護在花蓮慈濟

陳宗鷹 　慈濟大學醫學院院長・花蓮慈濟醫院教學副院長

　　佛教慈濟綜合醫院自啟業從事醫療志業服務以來，在　上人的精神感召下，結合眾多的醫療專業人員及志工，本著「尊重生命」的理念，一直以來在花東地區落實以病人為中心的全人醫療照護，使病患得到適切的照護，成就卓越倍受肯定並於2002年升格為醫學中心。本著　上人教育理想要培養有愛心、肯犧牲奉獻的醫療專業人員，花蓮慈濟綜合醫院努力推動臨床醫學教育，為落實臨床教學品質的提升，教學部於2004年7月1日經由院長室指導下草創，並於2005年8月1日在院長室大力支持下於大愛樓六樓正式設立，之後除積極推動臨床醫學教育外，亦一直忠實扮演慈濟大學醫學院的主要教學醫院迄今。

　　花蓮慈濟醫院，承擔著慈濟醫療志業最重要的培育人才與醫學教育支柱，我們希望建構多樣性的教學模式，提供完善的訓練計畫與模式，透過強化師資與其他硬體提升，培育具有尊重生命與大愛情懷之醫事人員，同時以病

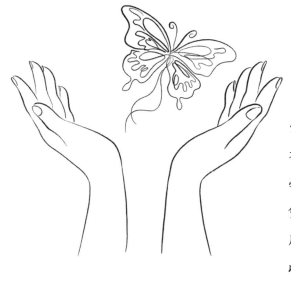

愛是人生的希望
有愛才能善而美
學醫立願平等心
雙肩挑重責大任
用生命搶救生命
以真誠膚慰病苦
以智慧造福人間
醫病醫人更醫心

人為中心的醫療，落實全人照護的教育，持續致力於提升教學品質，進而培養更多具有慈濟醫療人文之醫療專業人才。

　　《全人照護，同願同行——花蓮慈院跨職類實務與個案》一書以呈現花蓮慈濟醫院醫學教育的特色，並以病人為中心提供包括生理、心理、社會及靈性各方面的診療照護，除了提供正確的診斷、予以適當的治療外，尚顧及

我們所提供的服務須具方便性、安全性、即時性、病人的接受度、適切性、有緩解病人的病痛並有適性及完整性，並顧及心理層面予以病人及陪病家屬心理情緒上的支持。同時有對病人的家庭及社會的支持回應與顧及病人找尋自己生命靈性的答案。

花蓮慈院全人照護的宗旨是提供全方位及整合性的診療及諮詢，每位接受照護民眾的生理－心理－社會，全方位及整合性的診療，做到強調「全人、全家、全程、全社區」照護．藉由我們如何透過慈善、醫療、研究與人文的融合，以不同職類跨領域的個案省思方式，分享這些接受照護的民眾，是如何有生理－心理－社會，全方位及整合性的診療。

感謝這些努力達成「全人、全家、全程、全社區」照護的專業團隊．期望這些案例可以提供給未來臨床教師培育的教材，學習可掌握團隊合作的知能與技巧，並建立各職類間良好的溝通管道，藉以提升全人醫療照護品質與增進病人安全。

衷心期待未來能善用此書，持續展現慈濟對全人照護醫學教育的特色！

每個人的生命歷程裡
都可能接受到醫療照護
全人照護期許在可接受的範圍內
達到最良好狀態
期望每一個人在病中能如常生活

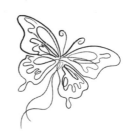

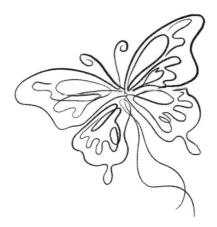

主編序

全人照護
同願同行

郭莉娟 慈濟大學醫學系人文醫學科助理教授

　　所謂全人照護，是以病人為中心，提供包括生理、心理、社會，及靈性等層面的醫療照護，尤其得關注病患所承受之疾病影響、以及對疾病的想法與治療選擇。在臺灣醫學中心評鑑五大任務當中，落實全人照護之醫學教育是其中之一，然而教育不僅僅傳授健康相關理念，也需關切理念是如何被醫療工作者詮釋與實行於日常臨床工作中，如此才能讓全人照護理念在符合醫療機構生態與病患個人生活脈絡中確實被落實。

　　為推廣全人照護，花蓮慈濟醫學中心多年來從基礎

課程包含基礎訓練與五全的照護：全人、全家、全程、全隊、全社區。從醫學倫理、醫療品質、社區照護、病人安全與醫病溝通等主題的推動，參與學員涵蓋醫護及各個職類；實行的場域從醫院、社區到家庭，並結合慈濟大學相關科系的資源，將知識與理念轉化為實際行動。《全人照護 同願同行：花蓮慈院跨職類實務與個案》一書即是展現花慈於全人照護理念實踐的成果。

　　本書的第一章「全人照護的意義」介紹全人照護的定義、內涵與運用的方向，讓讀者可對全人照護的理論有一概念的掌握。第二章「全人照護教育在臺灣推行的現況」，談及目前臺灣各醫療院所與醫學教育機構開展的各種全人教育模式與活動，以及因應新冠肺炎所創造的遠距醫療樣貌，有助於讀者理解全人照護理論落實於醫療現場所產生的調整與創新。第三章「全人照護的關懷：靈性療癒是可行的」則是關注全人照護理念較少被提及的靈性層面照護。作者澄清靈性的概念，擴大其定義，接納多種能夠幫助人覺察靈性需求與獲得協助之管道，以完整全人照護的內涵。最後，第四章「全人教育的教與學：以病人為師，與病人成為夥伴」著重在反思全人照護理念在理想與現實之間的差異，並以邀請病人為師、為夥伴彌補此一落

差,期許更貼近全人照護理念。

　　本書在介紹全人照護理論與實行現況後,是全人照護的個案集。這十則真實臨床個案(病患個資已隱匿)記錄著近年來花慈落實全人照護理念之成果。個案作者由醫師、護理師、社工師、復健師及病患等成員組成,他們寫出與病患相遇,評估之後展開跨團隊照護的過程及結局。過往種種經驗,點點滴滴化為文字,引領讀者進入故事,感受疾病帶來的各種衝擊與醫療帶來的希望,並反思全人照護實行的問題與解決建議。個案集主題多元,不僅呈現全人照護的專業內容,病患心路歷程,亦有跨團隊成員間的關懷。而且參與照護的成員除醫療團隊外,還有政府公部門,病人端的回饋。本書個案集呼應全人照護理念,兼具故事性與教育性,在分享專業經驗同時,期許與讀者們攜手並肩,於推動全人照護的路途上持續前進。

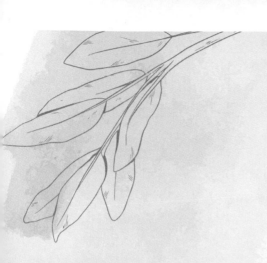

全人照護
同願同行

作者介紹

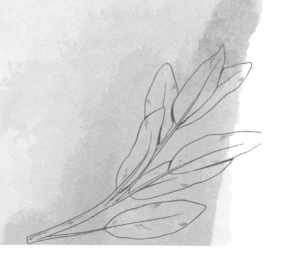

謝明蓁

現任：花蓮慈濟醫學中心教學部主任兼師資培育中心主任

　　　慈濟大學醫學系專任內科副教授

郭莉娟

現任：慈濟大學醫學系人文醫學科助理教授

　　　曾任花蓮慈濟醫學中心護理部全人照護指導教師

羅文綾

現任：花蓮慈濟醫學中心一般醫學內科主治醫師

　　　花蓮慈濟醫學中心六西病房主任

（作者按章節排序）

・個案集作者群・

張雲傑 花蓮慈濟醫學中心小兒部兒少保護醫療區域整合中心主任
　　　　花蓮慈濟醫學中心小兒部主治醫師

廖夏慧 花蓮慈濟醫學中心小兒部 兒保醫療中心個管師

王琬詳 花蓮慈濟醫學中心護理部副主任

劉秀屏 花蓮慈濟醫學中心精神醫學部社會工作師

賴宇軒 花蓮慈濟醫學中心腎臟內科主治醫師

吳雅汝 花蓮慈濟醫學中心重症加護內科主治醫師
花蓮慈濟醫學中心醫務部主任

徐千惠 花蓮慈濟醫學中心腫瘤個案管理師

黃嘉鴻 花蓮慈濟醫學中心復健科職能治療師

羅尹筑 花蓮慈濟醫學中心中醫病房副護理長

黃華凡 田徑運動員5000m/10000m長跑選手

（作者按章節排序）

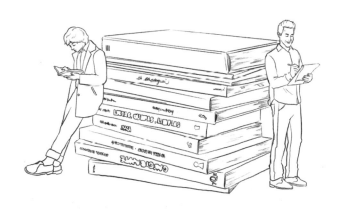

目錄 —————

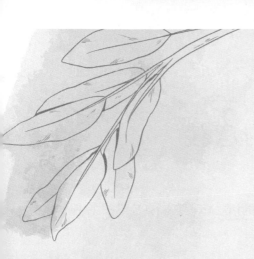

PART 1
概論

Chapter 1　全人照護的意義

謝明蓁／花蓮慈院教學部主任

　　現在的人，普遍壽命都較長。過去嚴重致命性的疾病，現在都能被治療。生命延長了，人們的生活方向也朝向「活得更好」而努力。然而，如此期待卻也造成醫療樣態巨大變化。因為活得更久，人們更加需要健康照護系統支持他們維持健康，例如穩定控制血糖、良好氣喘控制跟預防心臟疾病等。健康照護醫療系統承受的壓力，可說比過去來得龐大。如此情況不僅發生在老年人，亦包括兒童、青少年、成人。現在大家生活在一個更為複雜的環境，都需要學習如何好好照顧自己的健康，而不是等到老年，等到生病。人們終其一生需要良好醫療健康照護系統，以及完整的社會支持系統的協助，以達成他們追求更好的人生的需求。

　　一個健全醫療系統需要把整體照護的關懷作為核心價值。好的醫療系統需要照顧所有人，而我們必須要能夠建立良好的態度與行動力，不管是個人還是家庭，都要能

夠一起參與，共同維護寶貴的醫療資源。當家庭有人生病，其實影響的不僅是病人，而是整體的家庭功能，甚至是社會運作。除了整合性照顧與支持系統，我們還必須能夠關懷到病患長期的生活品質，並能關注其家庭成員的需求。同時當醫療系統端在努力時，病人和其家庭及社會端也要能有共識，並支持著醫療系統。單打獨鬥的時代已過去，在臺灣，甚至是全世界，情勢已有所改變，我們必須要能營造互相支持與合作的氛圍，要能夠有基本的治療，還要有次級的預防。如果能夠把基本的醫療品質與健康顧好，減少住院等所引起的家庭、社會、經濟等成本影響，

全人照護也是一種看待「生命的態度」。
目標是能夠達到最好的生命狀態，
希望不管是何種治療選擇，
人們都能夠到良好的生命期待。

這將會是我們最高的目標。

　　再者，現今的醫療系統也與過往有很大不同，因為取得方便的網路資訊與眾多諮詢服務管道，提供病患理解疾病與治療計畫等訊息，許多病患在就醫前就已具備良好的知識背景——這能幫助病人本身、醫師以及其他醫療專業人員，減少過度求醫行為與醫療資源的浪費。同時我們也要能鼓勵更多的醫療專業人員認識醫療環境的變化與調整過往心態，持續性學習。誠如前文所述，隨著壽命的增加，人們對醫療系統的依賴是更為長時，如何能夠在病人需求，以及醫療系統乃至於社會系統能夠合作，讓大家「活得更好」，這有賴醫療團隊與病人一起合作，並且在照顧中獲取經驗，提供更為理想的醫療環境，以及良好分配醫療資源。如何開啟醫療團隊與病人的合作，就得從全人照護談起。

全人醫照護的定義與內涵

　　所謂全人照護，是以病人為中心，提供包括生理、心理、社會及靈性各方面需要的醫療照護；同時要能夠關注到病患對疾病的想法與治療選擇。如果病患有身心靈方面的各種需求，醫療系統要能提供跨領域的照護與協助，

如此較能符合病患長期的治療以及期待。如此整合性照顧，能提升病患滿意度，也能降低醫療上的耗費。全人照護提供的是跨領域的照護，是把人看作是一個「完整的人」，替病患打造最適合需求的醫療照護，而在這過程中病人也能接受的疾病治療預後。

再者，所謂的全人，不是只有形體上面的人，還包括他/她們的心靈。最廣為人知的概念是除疾病治療外，還要關懷到病人對疾病、對身體的想法與心願，這是最常見的全人照護。為何強調全人照護？醫療中僅僅只有「治療」是不夠的，還要有「療癒」才是完整。過去有很長一段時間，醫療專業較著重治療而不強調療癒，療癒能發揮的作用鮮少被提起。對於疾病，病患關注的通常是他們自己想要的治療計畫，或是知道可不可以工作，以及後續對生活影響的程度，但是隨著疾病變化或施行治療後而來的心理影響卻容易在治療過程被忽略。因此要能夠兼具精神層次的照顧，不能不強化全人照護的理念。此外，全人照護以病人為中心的同時，也需提升病患自我照顧的能力，這也是培養個人健康促進之能力。能夠讓病患參與疾病治療的過程，他才能夠理解與接受疾病的狀態與增長因應的能力。要做好全人照護必須要有完整的系統，同時要能夠

整合各個專業朝向提供病患最適當的身體、心理以及社會層次的關照。

全人照護的靈活運用與新觀念

除前文提及全人照護的原則，要理解全人照護的概念其實很簡單，只要能感受到是「**被當作一個完整的人**」，其所接受的治療不管是用何種治療方式，讓病人感受到他「**本身的存在**」，不會只是因病而存在，這已跟一般傳統強調生物模式的治療有很大的差異。更甚者，全人照護還得考量身心以及家庭文化社會的種種因素，涵蓋比醫院更為廣泛的治療方式，例如音樂藝術、放鬆按摩等，以及飲食的介入，只要能夠協助到病人，各種治療的可能性都可以納入討論，多元的治療觀點也要能被接納與思考。

在美國全人治療照護協會（American Holistic Health Association），曾提出下面十項的全人照護重要原則：

1.適切的治療：這是全人照護最重要的原則，意思是在治療的過程中，要取得不管是精神、環境、心智、社會以及心靈的平衡，因此必須要考量到病患的整體情況。不管有沒有最終診斷實際的疾病，都要考量病患本身的需求。

2.有關愛的療癒力量：全人照護的概念包含接受感激與善意的包容．因重大事件產生創傷或替代性創傷時，先覺察自己的情緒與感受，才能真正釋放內在壓力，甚至追溯源頭，發現真正的問題，最後只需要接受自己與愛自己，並送出對他人的祝福，因為愛是最好的療癒力，愛將是生命最有力量的療癒。

3.將人視為整體：全人照護的概念是將人視為一整個形體，包含其心智與精神，甚至包含了他們所處的環境。

4.預防醫療的概念：全人照護的概念是要促進整體的健康，同時也要讓人們了解引起疾病的原因，並且去適當的認知與處理他們有的症狀。全人照護的概念也可以緩解疾病處理相關的誘發的原因，同時也加強環境所造成的疾病影響。

5.內在的療癒力量：透過了解我們的心理狀態、情緒及感受覺察我們的信念，時時清理心裡淤積的負面情緒及感受垃圾，不讓這些負面的情緒及能量累積而產生疾病，就能夠帶來身體健康。所有的人都有自我療癒的力量（包括心智與心靈），全人照護提供者要能協助病患去整合這些力量，在他們的疾病過程中。

6.整合性的醫療照護：全人照護的概念是包含在人的一生

中，醫療都能夠提供適切的健康需求，同時提供有效地診斷以及治療的方法。這一些選擇，可能來自於傳統治療。有些病人或許有特殊的需求，如同在疾病發生過程中，有可能調整生活方式。這些替代方式也可能與一般傳統的藥物與手術治療相當地不同，要尊重病患的選擇以及提供適當的建議。

7.與病患成為夥伴關係：理想的醫療照顧者與病患的關係，是「夥伴」的關係這樣的關係，會讓病患有更多的自主權力而且也能夠顧及他們的需求．在治療療癒的過程中，這樣的關係是非常的重要。

8.個別化的處理：全人醫療照護的概念很重要的是，要能關注每個病患的獨特性，而且每一個病患都有他的治療選擇與獨特的生命情境。

9.從每個個案中學習與成長：全人醫療的照護提供者，要不斷地去理解每個人的獨特性以搭配到全人醫療的原則，而這樣也能夠改善彼此之間的治療角色與關係。

10.把握學習的機會：在生命的過程中都會面臨生老病死。不管對於醫療提供者或是病患而言都是不斷的學習。

　　全人照護實際上也是一種看待「生命的態度」。目標是要能夠達到最好的生命狀態；希望不管是怎麼樣的治

療選擇，都能夠達到良好的生命期待。當接受全人醫療照護的朋友能夠接受自我的選擇，以及對生命的期待，最終的目的也要能讓他們了解自身的生命品質。因此要能夠了解病患的期待有幾樣事情是非常重要的：第一，期待的生命品質是什麼？第二，什麼樣的協助能夠幫助病患達到他們想要的生活品質？

生活品質

關於生活品質的理論眾多，但有些概念是恆久不衰．例如關於快樂根源的理論、生活的滿意度、生命的意義、以及滿足的需求。以概念而言，所謂的生活品質包括獨立的生活品質、社會的參與以及自我的滿意度。因此最基本且最主要的項目是：自我的滿足，身體上面的滿意度，外在的滿意度。這裡可用來衡量的指標包括：物質、身體健康，壓力狀況，以及自我的概念等等。個人的生活目標，對於身體上面的健康需求，以及生活品質的要求都是與全人治療概念連結的，而這也會是非常強調個人且具獨特性。

此外，評估滿意度還必須考量環境的因素，衡量方式包括快樂、生活的滿意度、自理的能力、生命的意義，

還有必須被滿足等基本需求。以下列舉說明：

快樂

依照WHO的定義，健康是有相當多面向。健康指的是完整的身體上、心理上、社會關係上的完整，同時沒有疾病。而所謂快樂，雖有著個人的不同、文化的不同，但絕大多數定義的快樂，通常不包含病人處於疾病狀態。而男性、女性也有存在著不同的快樂指數。

生命的凝聚感

比起衡量快樂，在生病時刻的生命凝聚感是更有價值的。生命凝聚感是指在我們面對壓力來源時，內在能有足夠因應與適應的狀態。當我們能夠好好的去檢視、觀察這些壓力，產生足夠的理解與預期後，自然就會知道可能的應對與想法。

需求的感受

生命都必須要被需求，要被感受而填滿，不管是快樂或是健康都跟需求有很密切的關係。但要了解需求，必須要對自身有著清晰了解，才能夠討論需求。需求的感受包括身體上的需求、安全上的需求、被愛的需求、被理解的需求，以及在最後的自我靈性需求。每一個需求都有不同的階段，當沒有辦法達成時，就會產生失落與剝奪感。

例如當人生病時，通常無法滿足安全保障的需求，也會造成不管是身體、心理上面的滿足被中止。然而滿足所有需求是非常困難的，但是我們可以選擇，選擇讓病患成為我們的夥伴，共同決定治療的選擇，以達到個人在當下的基本需求。

有尊嚴且被理解

醫療提供者向病患提供醫療照護時，有個十分重要的考量：要能關注完整的病患－家屬－實際照顧者（例如包含看護等）網絡，同時要了解疾病的檢查跟治療，對於他們的關係、社會以及倫理上面的衝擊。以病人為中心的治療就是要能夠完整溝通治療的選擇，尊重病人的意願再提供建議。但是較為可惜的是目前仍未完全落實，也仍在努力中。生病的個人，意謂著家庭的某個角色的失能，造成的影響絕不僅限於個人。可以説，全人照護要考量的面向真的非常多，不僅是人與人之間的關係，亦包含家庭與社會的影響。所以全人照護的提供者須能理解與考量病患的生活以及周遭的影響，因此，當有良好醫病關係時，病患照護與治療的遵從性皆能達到正面效果。今大我們都要理解，生病過程中病患產生的自我角色改變與對治療選擇的參與，需要醫療提供者平等地看待。只有雙方平等看

待，共同決策，病人才能立即感受到被理解與尊重。

落實全人照護的關鍵要素

當我們了解全人照護的概念與原則，也期許協助所有從事醫療工作的專業者能夠落實如此助人與自助的理念。以下是個人與機構可以參考的關鍵要素：

1.建構完整且有結構性的訓練方式：要有良好的教學計畫以及教學方式。指導教師必須具備相當的核心能力，方法包括：在課程與臨床教育中安排重要的醫療議題，主題必須與病患的需求有關。師資培育也是相當重要，教師必須要有全人照護的專業知能，同時也要具備帶領學生認識典範並學習之。

2.醫療機構的改變：在工作中會因為過於忙碌或病患有緊急狀態，或者是沒有足夠的人力，以致無法達到完整的良好照護；也可能在工作的過程，因同儕的影響沒有辦法兼顧到病患所有的需求，值班與人力的安排則會是關鍵。整個醫療體系的運作在全人照護中佔有很大的重要角色，包括資源的分配；在醫療服務中或者訓練安排計畫中沒有關注到，都有可能會影響。例如當人力只能提供基本的醫療照顧而有所不足時，就很難注意到病患的需求與全人的關

懷。人力缺口的補足，則成為首要之急。

3.動機的建立：醫療人員的工作與個人專業特質，都有可能影響能否提供良好的全人照護，這還包括是否具有同理心與深層關懷等全人照護相當重要成分。醫療人員有可能在過去就醫經驗，或者是在臨床訓練中曾接受過全人照護訓練，抑或是完全不曾有過全人照護體驗，此時就很難將之加諸個人現正進行的醫療服務當中。因此要能夠強化醫療人員的信念，信念的建立，將會是動機很重要的關鍵。

未來的期待

　　所謂的全人照護是要連結身心靈，目標是能夠在可接受的範圍內達到最良好的狀態，期望每一個人都能夠正常的生活。在全人照護中醫療提供者的角色，首先要能夠透過跨領域跟跨職類的服務，提供病人身心靈狀態的全方面協助。每個人的生命歷程裡，都有可能受到急性或慢性的醫療照護，我們若能夠有完整的家庭支持，以及各方面的醫療資源支持，將能夠有助於改善病患的健康。此外，全人治療中，家庭以及朋友的關係擁有非常強大的力量，我們更希望他們能夠成為一種助力，協助病患一起完成治療的選擇以及控制疾病的方向。全人治療最終希望提供病

患有更好的照護保證，達成更好的生活品質，以及滿足的
生活，進而促進社會的和諧。

＊資料來源：Principles.URL:http://www.holisticmedicine.org/content.
asp?contentid=22

全人照護教育
在臺灣推行的現況

羅文綾／花蓮慈濟醫院一般內科醫師

全人照護教育在臺灣

　　全人照護教育緣起於美國醫學研究院在2001年發表一系列談及二十一世紀醫療品質的報告，強調以病人為中心之照護，提供具有品質與價值的醫療服務（Institute of Medicine, 2001）。隨著臺灣分科化之醫療體制的演變，以及SARS時期浮現專科醫師訓練偏重以器官和疾病為主，缺乏一般性醫療技能與全人照護概念的治療模式。因此在檢討與參考其它先進國家以全人為基礎的一般醫學訓練設計後，醫策會於2003年協助衛生署推動「畢業後一般醫學訓練」。其目的在讓醫學生接受次專科受訓前，培養全人照護與獨立行醫的能力，因應國家需求（陳慶餘、謝博生，2004）。其次為讓此概念提早扎根，醫學生在畢業前即開始學習全人醫療學習。「畢業前一般醫學訓練計畫」於2005年開始試辦，醫學生在教學醫院受訓時

即加入醫療團隊，並在醫師指導下學習全人醫療所需之知識、技能與態度，以利日後持續學習與成長。於此同年，衛生署開始推動全人健康之照護計畫，為達到目標需要跨領域團隊同心協力，因此各醫事職類也需具備相關的教育訓練課程。迄此全人照護在臺灣開始一連串的規劃與教育活動（侯勝茂，2006）。

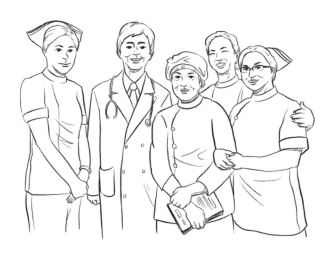

全人教育以人為導向，藉由多元化的教育訓練，將全人精神融入「全人、全家、全程，全隊和全社區」的臨床照護中，回歸人性之需求。

各醫療院所於全人照護教育之規劃

　　全人照護以整體觀的概念，強調以人為本的照護，注重身心靈層面，並設計以人為中心的架構。學者提出全人教育應涵蓋對身心靈面向的瞭解，關於三個層面之互相影響，以及如何將相關知識運用於病患照護，並擴及整個醫療體系。在醫學中心評鑑之五大任務中，落實全人照護之醫學教育是其一，而國內各醫學中心規劃與推廣的全人課程具有多元性且各具特色。其對象涵蓋臨床學習的學生、已畢業的醫事人員到教授全人的師資，而教育課程包含基礎訓練與五全的照護：全人、全家、全程、全隊、全社區。基礎訓練包括醫學倫理、醫療品質、社區照護、病人安全與醫病溝通等，各課程規劃建議根據學員的職級制定合適的學習目標、授課方式、上課時數及評估方法（黃馨葆、蘇矢立、陳祖裕，民97）。在接下來的章節，將簡要介紹臺灣各教學中心與醫療院推行全人教育的模式，以及因應新冠肺炎疫情之因應措施。

制度化推動全人教育

　　首先，以彰化基督教醫院為例，其醫學教育委員會下設全人照護教育小組，負責規劃教育訓練課程，將受訓

對象分為醫學、護理、其他醫事及非醫事人員，各領域則再細分成不同層級。因各職類之專業不同，教育小組則提供訓練課程模板，供各領域在規劃時可發揮其特色和需求；而具共通性之全人課程則由教育小組辦理課程，授課方式包括講授、案例討論、模擬訓練、小組合作與臨床實作等，有次序地讓全人教育之理念融入整個臨床教育（黃馨葆等人，2008）。

敘事醫學於全人照護模式

生物心理社會模式」為喬治・恩格爾於1977年所提出，生理指的從生物醫學層面探討身體產生疾病的機轉，但單以此模式無法完全解釋病人的症狀（Engel, 1980）。心理學家通常將心理分為認知、情緒、行為三個面向，如缺乏自信心、安全感、負向思考、焦慮、生氣等。社會則含環境面向，如：經濟、疫情、工作等，含時間軸的概念在內，及人與人之間的互動與支持。許多疾病含有心理及社會因素，而此模式探討生理-心理-社會之間的影響，讓我們對於病人有更全面性的照護，進而提供有效之療癒，而符合全人照護所需之醫療照護。

「生物心理社會模式」三面向的關注，可由病人故

事著手。由美國夏濃醫師所提出的「敘事醫學」是將醫學與病人的生病歷程融合，強調醫療人員傾聽的能力與尊重病患的故事。林口長庚醫院內科部藉由敘事醫學相關活動如講座、敘事醫學寫作及競賽等推動全人醫療教育（Charon, 2001）。此外，高雄醫學大學與慈濟大學的實習醫學生藉由臨床與敘事的結合，讓學生從另一個視角來照護病患，對病人有著更為整體的了解，將其體會與感受透過文學寫作展現，進行倫理反思與從中自我探索；花蓮慈濟醫院護理部研發人形圖工具，以原有護理過程評估為基礎，強調病人敘事與反思，將敘事醫學導入臨床的學習過程中可縮短理論與現實的差距，將所學之知識化為實際的照護行動（章淑娟、郭莉娟、王淑貞、鍾惠君、鄭雅君、林雅萍、王婉詳，2018）。

醫病共享決策模式

醫病共享決策模式（Elwyn, et al., 2012）全人照護的一部分，其緣由為減少醫病間對醫療知識的不對等，讓病人增加對治療選擇的認知，而醫師在知道病人期望的處置方式後，再開始進行治療。國內在各醫療院所的推動下，組成統籌小組，召開討論會，定期檢視主題執行狀況，提

出改善方案，共同分享新知與解決方案。從衛福部與醫策會開始推行後，各醫院均推動教育宣導與訓練，從醫院主管、各醫事人員、學生到病人與家屬，也開發許多決策輔助工具及建置平臺，提升健康識能。

　　特別是因應新冠肺炎重症的治療過程，醫療團隊面臨極特殊的狀況，如無明確的實證治療及需仰賴遠距溝通模式，病患進展至難以治癒的末期階段，醫療團隊需運用醫病共享決策模式來與病患與其家人討論後續緩和全人照護之選項。疫情下的困境在於病情變化快速，病人與其家人也可能同時確診或被隔離，全家的之身心狀況可能很低落或處於憤怒，因此醫療團隊在溝通時需有心理準備，照護的人員之語言及非語言溝通、互動因全套防護裝備、社交距離等措施而受影響。因此在討論維持生命治療之選擇時可依據醫病共享決策模式的步驟為：團隊談話（與病人及家屬與團隊建立信任，支持選擇治療方式）、選擇談話（提供決策輔助工具，溝通協助討論方案之優缺面向），決定談話（確認治療選擇，共同審視最適合之決定）（黃獻樑、施至遠，2021）。

　　新冠肺炎疫情導致面對面的教學得改變授課方式，而全人照護在疫情時更顯重要。近年來虛擬實境教學已被

推廣到醫學教育，主要偏重於技術層面訓練，而臺北慈濟醫院結合科技與人文，以全人醫療為主題，藉由虛擬實境導入教案，訓練醫護人員病人自主權利法於臨床情境之認知與運用。醫病溝通也是全人教育的重點，面對衝突的應變與應對方式為較進階之技巧，而疫情的許多防疫措施更容易導致衝突。教案藉由醫事人員較少遇到之醫病衝突虛擬實境教案，學習其溝通技巧與同理心應對原則，有利於全人醫療之實踐（劉子弘，2021）。

遠距醫療溝通架構

在進行具有高度壓力且遠距方式的醫病溝通之前，醫療團隊可先行了解病人與家屬端需參與討論之需求，如連線的操作與設備或需輔助視力或聽力的協助等。溝通時鼓勵雙方述說最關心或最擔心的事，釐清照護目標的溝通，並於過程中同理與接納情緒，展現尊重和支持。進行困難溝通時，團隊可運用有效的溝通架構如急重症照護常用的VALUE模式（Lautrette, et al., 2007），為以病患為基礎之溝通模式的縮寫，意即重視病患家屬的表達、接受情緒、用心傾聽、尊重病人為獨立個體。SPIKE（Baile, et al., 2000）為壞消息病情告知模式，和病人對話前先找

到適合的環境、探詢病患對病情的了解、引導提出和病情有關的問題、提供資訊、展現同理心及談話後總結對話重點，擬定後續計畫。視訊禮儀上，溝通者需注視著鏡頭讓對方感受到專注傾聽，同時留意非語言訊息，並適時的簡短回應時，可提供對方治療性存在。在疫情下的安寧緩和醫療需求之增加，可能超過團隊的負荷，需關注醫療團隊的身心狀態。其他臨床上遇到的障礙包含時間的限制、不善表達想法的病患或家屬及病患本人是否有決策能力，醫療團隊可依據病人的狀況提供動態的共享決策，如決策能力較不足，可運用融合決策模式、邀請醫療代理人共同參與，或採用醫師引導模式（Elwyn, et al., 2012）。

五全照顧與安寧緩和醫療

　　臺灣的癌症為國人十大死因之首，面對無法治癒的末期癌症病患，安寧醫療可提供全面性的照護與支持，協助讓病人在生命的最後一段保有品質的離開。世界衛生組織視安寧療護為肯定生命的價值，尊重生命自然死亡之法則，在過程中提供整體的照護，積極緩解身體疼痛與不適症狀。安寧緩和醫療以「人」為導向，照護過程需結合全人（病患身、心、靈的照顧）、全家（也提供照顧者支持

如悲傷緩解、死亡準備等）、全程（從開始照護病患到臨終）、全隊（專業的醫療團隊如醫師、護理師、社工師、志工、心理師、宗教人員等）與全社區（「去機構化」，完成大部分病人想在家臨終之心願）的理念。

　　研究發現醫療人員在病人心理、靈性、社會層面的照護較缺乏自信，會因擔心能力與時間不足以提供靈性層面的照護，而在接受教育訓練後對提供全人照護之自信心會提升（顧艷秋、林麗英、蔣秀容、陳惠鈴、高紀雅，2018）。臺灣安寧照顧基金會為了推廣安寧全人照護，於馬偕紀念醫院淡水安寧示範教育中心安排了體驗營，讓國內的醫學生可以見習與體驗安寧照護的精髓。學生跟隨團隊成員，觀察照護過程，學習醫病溝通技巧，透過實際參與暸解末期病人之需求與安寧的重要性。除了傳統的醫療外，在安寧病房還可看到其他舒緩療法如芳香療法、淋巴按摩，靈氣及藝術治療等。舒緩身體不適外，心靈上的苦可藉由參加病友支持團體、與醫療團隊成員的會談，運用同理心協助病人或家屬釋放情緒。安寧照顧社工師藉由提供情境模擬，讓學生進行角色扮演，從不同的角度，親身體驗不同之溝通方式對病患感受之影響及語言和非語言之療癒力（李淑娟、何怡萍，n.d.）。

跨領域的團隊合作照護之全人醫療

　　跨領域的團隊合作為醫事人員需具備的五大核心能力之一，許多研究顯示可以降低醫療失誤與糾紛、提升病患之滿意度及增進溝通等。每個職類都有其獨特性，而跨領域照護的精神即在於照護成員互相討論與溝通、進而進行決策、讓臨床照護更有效率。在醫療現場可觀察到照護團隊成員對彼此的專業不全然瞭解，礙於有限時間、工作負荷量的差異及階級文化等因素而產生溝通衝突，無法有效率提供最佳照護。溝通技巧在不同職類的學校課程均安排不同形式的教學活動。許多醫院為進入職場的同仁們，藉由全人教育照護安排體驗式溝通工作坊，讓參與學員學習情緒覺察、如何由溝通展現同理心以及建立良好的人際關係。

　　在跨領域團隊照護訓練方面，建議可先進行各職類種子教師培訓，以健康照護矩[1]為主，根據醫療品質六大目標，提供團隊成員在臨床實務可運用之系統性的思考與分析架構。各職類可提出遇見之臨床問題，主持人於跨領域會議上示範如何引導、討論與聚焦病患之問題，以尋求最有利於病患之照護計畫。藉由示範讓參與的醫事人員與學生更進一步瞭解彼此專業，如何互動與溝通為跨領域照

護之基本精神。為了讓全人之教育更多元，有醫院將紙本的案例改編後拍攝成影片，由院內的醫療人員擔任演出，讓參與者與學員能感受到身為患者的身心靈狀態，藉由此活動在短時間內感受臨床照護可能會遇到之情境，瞭解病患之不同層面之需求（陳志誠、林雅嵐、林淑娟、尤澄斌、林季萍，2018）。

全人醫療教育成效的評估

多元的全人教育訓練是否能達到全人醫療的目的，改善醫療品質是目前的醫學教育研究探討的重點。建議可根據柯氏四階層評價模式（Kirkpatrick, 1996）探討執行之成效，第一層次為反應，學員於課後填寫問卷調查其滿意度，並提供講師回饋，如滿意度未達到設定標準時，則需提出改善措施，以提升教學品質。在態度/感知之第二層次之評量，可就學員對於課程之感受進行評量，在了解其認同度後，提供課程設計是否需調整之參考。行為則是第三層次的評核，透過不同之評估方式如迷你臨床演練評量、操作型技能直接觀察評量、客觀結構式臨床技能測驗[2]等來觀察學員於模擬情境或實際工作場域之表現，以瞭解教學內容與方式對於學員落實全人照護之成效。在結果層

次，可藉由病患的滿意度、就診申訴案件數量及各項照護指標是否有進步來評估教育課程訓練是否有符合需求。以醫病共享決策模式為例，雖有其重要性，但現有針對不同層次的評量如對於病人的認知程度、滿意度、溝通品質等，因沒有一致的評估方式，較難有確切實證說服醫療團隊投資時間學習與進行此模式。

結語

全人照護視病人為身心合一的主體，以不同面向思考個體因為疾病而產生之生理、心理與他人關係及與環境間的變化，提供全方位的照顧，使其恢復到完整的狀態。

從上述內容，可見全人教育在臺灣各醫學教育組織與醫學中心、醫療院所施行的各種模式與活動，對於全人醫療的落實有相當的助益。然而，在此提醒的是全人醫療著重跨領域之醫療團隊的合作，但是回到病人身上則是非常個人化的考量，沒有一個通用的方式。全人教育以人為導向，藉由多元化的教育訓練，將全人之精神融入與結合全人、全家、全程、全隊和全社區的臨床照護中，回歸人性之需求。最重要的確保全人照護理念可真正落實於臨床實務，達到以病人為中心與提升醫療品質之目標。

註釋：

1：健康照護矩陣：可整合性評估醫師稱職能力與醫療品質之工具，含病患照護，團隊溝通、臨床記錄、病人安全與工作效率等

2：迷你臨床演練評量、操作型技能直接觀察評量、客觀結構式臨床技能測驗為臨床能力評估工具

參考資料：

1. 李淑娟、何怡萍（n.d.）。影子醫師 安寧初體驗。取自 https://www.hospice.org.tw/content/1342（Feb. 10, 2022）。

2. 侯勝茂（2006）。推展全人照護計畫，健全醫師訓練制度。臺灣醫界，49（1），3-5頁。

3. 陳志誠、林雅嵐、林淑娟、尤澄斌、林季萍 （2018）。全人照護醫學教育之推動。醫療品質雜誌，12（2），35-38頁。

4. 陳慶餘、謝博生（2004）。後 SARS 時期醫療體系改造。

載於陳慶餘、劉文俊（主編），社區醫學訓練手冊（1-9頁）。臺北：財團法人醫院評鑑暨醫療品質策進。

5. 黃馨葆、蘇矢立、陳祖裕（2008） 全人照護教育的規劃與執行—彰基經驗。醫療品質雜誌，12（2），１０-１５頁。

6. 黃獻樑、施至遠（2021）。溝通能力。取自https://www.hospicemed.org. tw/ehc-tahpm/s/w/COVID-19_palliative/article/76cfe4b7d7f2 4216ba2c6967ab851d1c （Feb. 10, 2022）。

7. 顧艷秋、林麗英、蔣秀容、陳惠鈴、高紀雅（2018）。全人照護結合安寧療護之教育訓練對提升全人照護之成效。高雄護理雜誌，35（3），12-24頁。

8. 劉子弘（2021）。後疫情時代的虛擬實境全人醫療教學。取自https://health.udn.com/ health/story/6001/5312918 （Feb. 10, 2022）。

9. 章淑娟(主編)(民107)。人形圖：全人照護之應用。臺北市：華杏。

10. Baile, W. F., Buckman, R., Lenzi, R., Glober, G., Beale, E. A., & Kudelka, A. P. （2000）. SPIKES-A six-step protocol for delivering bad news: application to the patient with cancer.

The oncologist, 5（4）, 302－311. https://doi.org/10.1634/
theoncologist.5-4-302

11. Charon R. （2001）. Narrative medicine: form, function,
and ethics. Annals of internal medicine, 134（1）, 83－87.
https://doi.org/10.7326/0003-4819-134-1-200101020-
00024

12. Elwyn, G., Frosch, D., Thomson, R., Joseph-Williams, N.,
Lloyd, A., Kinnersley, P., Cording, E., Tomson, D., Dodd, C.,
Rollnick, S., Edwards, A., & Barry, M. （2012）. Shared
decision making: a model for clinical practice. Journal of
general internal medicine, 27（10）, 1361－1367. https://
doi.org/10.1007/s11606-012-2077-6

13. Engel G. L. （1980）. The clinical application of the
biopsychosocial model. The American journal of psychiatry,
137（5）, 535－544. https://doi.org/10.1176/ajp.137.5.535

14. Institute of Medicine （US） Committee on Quality of
Health Care in America. （2001）. Crossing the Quality
Chasm: A New Health System for the 21st Century. National
Academies Press （US）.

15. Kirkpatrick, D. （1996）. Great ideas revisited. Training & Development, 50 （1）, 54-60.

16. Lautrette, A., Darmon, M., Megarbane, B., Joly, L. M., Chevret, S., Adrie, C., Barnoud, D., Bleichner, G., Bruel, C., Choukroun, G., Curtis, J. R., Fieux, F., Galliot, R., Garrouste-Orgeas, M., Georges, H., Goldgran-Toledano, D., Jourdain, M., Loubert, G., Reignier, J., Saidi, F., ⋯ Azoulay, E. （2007）. A communication strategy and brochure for relatives of patients dying in the ICU. The New England journal of medicine, 356 （5）, 469－478. https://doi.org/10.1056/NEJMoa063446

Chapter3 全人照護的關懷：
靈性療癒是可行的

謝明蓁／花蓮慈院教學部主任

　　談及全人的照護概念，身心靈是主要關注的主題。但是談及心靈或說到精神層次的照護，通常都只是提及另類療法或替代療法，而未有更深入的闡述。但是要落實全人照護，個人靈性的議題就不得不加以關注，這議題會包含因生病而浮現的生命議題，例如探索存在的意義，個人生命的開始與終點。既然談及生與死，大家熟悉的名詞「靈性關懷」，就是一個可在全人概念框架底下推廣與落實的概念。

　　靈性，不必然都與宗教有關。在醫療領域相關的照護評估與措施經常出現的字眼就是「靈性的需求」，這需求包含許多的平衡狀態，身體上、心靈上、精神上與社會的需求。靈性，通常被瞭解為一個人在思想、感覺和行為上，從事尋求與神聖的關係。以現代的整體醫學來看，病人的需要不再只是身體或是心理上的照顧而已，還要

有更深一層靈性照顧的需求。心靈層面所反映出來的不只是宗教經驗，而是各種狀態下的覺察，所有人類的功能及活動。首先要探討到全人的照護，不得不對目前的靈性概念，先做一個脈絡性的了解。

靈性的哲學理論探討

現代人將身體分為兩個層面所構成：心靈和身體，能夠代表我們的是我們的心靈、精神，身體只是我們心靈的驛站。但是這樣的看法不是與生俱有，而是可以追溯到笛卡爾這位十六世紀的法國數學、哲學家。他建立了我們

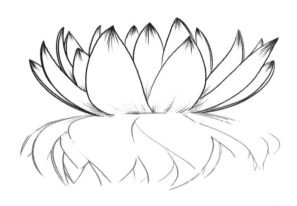

心靈層面所反映出來的不只是宗教經驗，而是
各種狀態下的覺察，所有人類的功能及活動。

現代人所熟悉的一套宇宙圖景和思維方式：宇宙由精神和物質組成，我們人作為精神實體是一極，自然界的其他事物作為物質是另一極。我們作為精神實體能通過理性認識自然中的其他事物，建立起自然科學知識，使自然中的其他事物為我們服務。現實世界中有諸多可以用理性來察覺的特性，即它們的數學特性（如長、寬、高等），當我們的理智能夠清楚地認知一件事物時，那麼該事物一定不會是虛幻的，必定是如同我們所認知的那樣。後續有更多的物理學家進一步的證實並發揚所謂人的存在。牛頓和愛因斯坦都是引領人類進步的偉大科學家，但是他們卻推崇著不一樣的時空觀。牛頓所相信的是絕對的時空觀，他認為空間就是空間，時間就是時間，兩者沒有關聯。牛頓推導的理論很適合普通人對現實生活中所發生的事情理解，是憑著感覺和常識得出的一套理論。他認為空間是均勻的分布在我們周圍，時間則均勻的流逝著。愛因斯坦認為時間和空間是相互影響的，時間只是一種描述物質運動變化的特徵，和物質運動的速度有很大的聯繫，一個物體的運動速度越快質量就越大。而速度快的物體相對於速度慢的物體的時間過的更慢，也就是運動速度越快，其相對時間流逝就越慢。

我們通常都傾向於相信存在一個實質的外在世界，它本來就存在那裡，當我們說想要「描述」這個世界時，其實已經認為有個世界等著我們去描述。這種想法並不能被證實，我們只是「相信」了這件事。許久以來科學家們認為這個外在世界有一些實質狀態等待我們去發掘，而科學的目的則是告知世界如何組成和演化的知識，並且需要觀察和測量來進行。更近期，在量子力學的理論發展，來看人體結構，可分為物質身體和能量身體，物質身體就是可看到、可摸到的身體，追溯源頭的最小單位或許就是量子。人類眼睛看不到的能量身體，包括電磁波、磁場、引力等，須用特殊儀器才能測得到，有著科學無法解釋的隱祕能量，有著大大小小的波動頻率，與量子糾纏相互共振，大至宇宙的演化，小至我們的身心靈。這些對於人的存在，身體與世界的關係，是哲學家探索的主題，也是我們賴以理解我們存在的一種概念與思考的框架。然而這是西方哲學的說法，東方哲學或是文化呢？

東方文化中的靈性概念

　　在東方文化的觀點，靈的中文含意，大多與巫、神靈、魂魄、靈魂相關，代表超越自然界的存在物，屬於靈

魂層次，比較接近西方靈性的辭彙是「心」、心靈或心性。「萬物皆有靈」是東方靈性的基本觀點，靈性無所不在，大則充滿宇宙，小則藏於自身。靈性與非靈性的差別在於覺知，覺知趨向敏銳，靈性就自然越高；覺知趨向遲鈍，則靈性就越低。修「心」的功夫是東方靈性很重要的核心根本。在數千年前，中醫的文化中對於身體與疾病的描述跟現代西方醫學有著極大的不同。中醫很早就提出來全人的概念理論，有許多重要的關係與模式包括陰陽等。世界許多的文化包括印度、澳洲等，對人體生理疾病的概念也有各自的詮釋。

但隨著時代進步，科學革命之後主導的醫學科學與現代西方醫學成為主流，而使得其他文化解釋身體與疾病的概念成為次要，甚至以另類相待，但近幾十年來，全世界使用輔助與替代醫療的情形又再度興起，甚至可說是日益普遍，不僅生病的人會尋求幫忙，健康的人也會運用它來養生保健。對於這股熱潮，很可能是因為民眾自主性的提升，包括對健康維護、生活方式、醫療資訊的隨著網路與社交媒體的傳播與交流，讓大家較能夠接觸到相關的知識，進而有所選擇，最重要的這也是病患對不同療法的選擇與自主意識的展現。

另類醫療與整合醫療的概念

全人治療觀點對個人來說是非常主觀的，包含到科學性的解釋，甚至是宗教都可能影響到健康。全人照護的概念更是朝向某種個人化改變，不管是治療方式，還是治療選擇都是非常個人的，所謂「有效治療」也有著時間的獨特性，這是因為每個人身旁的「能量」非常不同。在歐美為主導的醫學教育中較少提及另類療法，但醫療終極目的是要正確與有效的幫助個案，透過理解與教育，倘若醫療人員認同甚至精通另類療法，如此不僅能夠幫助到病人，同時也讓社會大眾對這些輔助療法有正確的認識。

靈性療癒

靈性療癒代表的是我們與自然宇宙的共同存在，同時「治癒者」也是在其中嘗試著打開「被治癒者」，這樣的一種正能量，不僅是療癒身體的能力、心智還有情感，同時，還有靈性療癒的功能存在，這都是相當複雜程度的不自覺。科學研究證明，有些安全、非侵入性療法的效果有時更勝於常規醫學。更有可能也正在發生的是常規、補充及替代醫療等全面的整合，全人照護概念會是未來醫療的重要趨勢。這整合的模式能更有效地減少病痛、延長壽

命、提高生活品質，並改善整個人類社會文明的健康。簡要來說，醫院、教堂、佛殿、廟宇看似不同，但究其本質，最重要的目的都是療癒。當靈性與醫療碰撞出火花，當信念的心靈力量與醫藥的治療效果兩相結合，必能產生前所未有的強大力量，由內而外，再由外而內，促使療癒發生。

　　雖然靈性的療癒很難定義，且具個別的獨特性。但是可知的是靈性跟身體上面的病痛連結，已經越來越為人所可以接受，不管是在有意識還是無意識的狀態都可以真實的感受到。雖然靈性與身體疾病的關係還很難全然地被理解與訴說，但是透過靈性的介入，對於身體病患的改善與影響還是可見的。在每一次靈性提升的過程中，不管醫療的介入佔有多大的角色，病人在經歷巨大的生命經驗，都會有所改變。如果醫療人員能夠理解靈性的話，將可以協助病患得到幫助以及治癒，或者很簡單就是陪著他們一起每日的祈禱與祝福。

結語

　　全人照護是目前健康照護的重要課題，醫療人員是否具備全人照護能力也日漸被重視。本國在面臨老年化社

會的衝擊下，醫界對於全人照護領域投入了許多資源，而醫學教育領域也對於如何能訓練出有全人照護能力的醫療專業人員，有更深的認知。全人照護的基本結構，是在健康照護系統、經濟管理、品質改進與醫學教育的基礎上，加上預防醫學的概念，以達成對於病人的身體、心理和靈性面做全面的照顧。期待國內的醫療機構能盡其所能訓練出有能力提供全人照護能力的醫療專業人員，提供病人完善的全人照護服務。期待未來完善的醫療會是涵蓋生理（身體）、社會、心理及經濟層面的醫療，進行「全人」整合性的健康照護，而這就奠基在專業醫療、尊重病患隱私，以及能建立良好醫病關係等能力上。

Chapter4 全人教育的教與學：以病人為師，與病人成為夥伴

郭莉娟／羅文綾

　　近年來，臺灣各醫學教育組織與醫療院所已投注相當的人力與物力在推動全人照護，以「病人為中心」的照護架構，是臨床教師與基礎醫學教育者在教育過程中，經常提醒學員習醫與行醫的重要指標。然而，全人教育的推動，並非一帆風順。長期以來，以「生物醫學診斷」（Biomedical model）模式所主導的思維，關注「疾病」（disease）所呈現的各種症狀與徵兆，並學習治療之相關知識與技術，這雖是醫學專業領域學習者的首要目標，但卻容易忽視病人主觀經驗（illness），忘記罹患疾病的是一個人（Michael Stein. 2007），而這是落實全人教育最根本的困難。

　　雖然全人教育的教學設計已透過各種設計與活動，儘可能地將全人的概念往下扎根，例如各醫學教育體系的

醫學人文課程、臨床師資培育課程等，譬如像慈濟大學醫學系深入花蓮社區進行服務學習的體驗，觀察與學習志工如何與病家建立良好關係，共同提供病人心理、社會及靈性照護與支持；或如同樣在慈大醫學系的三年級解剖課程，是以尊重生命為出發點，尊稱捐贈遺體供醫學教育之目的的往生者為「無語良師」（Douglas-Jones, 2020）。醫學生從家庭訪視認識大體老師的生前故事，直到解剖課進行時的默禱，乃至於結束時參加送靈與追思儀式，並舉辦追思音樂會；希望藉由人文薰陶培養對生命從生到死的過程之尊重，讓全人醫療的精神扎根於心中並存續。到了臨床，模擬醫學中心延續大愛精神，繼續提供無語良師課程讓實習醫學生增進外科技能與適應臨床的能力。只是如此努力的結果在醫學生進入臨床之後，往往因個人學習成效或壓力、醫院文化、醫療現場與醫病關係等等因素，出現全人理論與臨床現象之間的不一致性，而影響醫學生將所學概念落實於病人照護裡。

理想與現實的落差

醫學生在臨床實習時，具有學習者與工作者的雙重角色（文後改稱為學員）。整個臨床的場域可視為其隱藏

課程所在，在這醫療現場發生的種種現象，都是學員重新認識其能力與評價其所屬組織之教育品質的時刻。如果在工作場域中，醫療團隊成員沒有運用全人精神，像是討論病情時，用病患的診斷名而非名字稱呼，此人格物化的現象就會影響全人重視之同理心與尊重；又如果跨領域團隊中的各職類成員對彼此的專業不全然瞭解，因階級、文化等因素而各行其是，或是發生溝通衝突，則無法體現跨領域團隊合作所需要的尊重與平等對待的精神，學員則可能因全人理念的宣稱與實際之差異，而感到無所適從，進而對其教育內容與機構產生疑惑與反感（Hutchinson, 2011）。因此照護病人之主治醫師與團隊成員的言行極為重要。然而，該如何實踐全人教育的精神，展現典範？

以病人為師，團隊的以身作則

在忙碌的醫療現場中，臨床的日常作業如看診、聯絡、統整報告、病歷書寫等就已佔據醫療照護者大部分的時間，能夠找出時間與病患和其家屬做更深入的互動，其實有相當的困難。根據研究顯示：病人在就診時通常都處在壓力之下，如果醫療人員可以在有限時間內，用語言及非語言展現友善及同理舉止時，對病人的預後是

有差別的。當病人就醫時，全人照護不代表要在同時間知道病患所有的面向如生理、心理、社會、靈性等，而是要能提供病人在當下醫病互動所需的部份，例如在解說時能關注病人的理解程度，選擇淺顯易懂的語言；聆聽病人主述時，能夠專心且給予適時的反饋或是回應，感受被支持（Crelinsten, 2011）。醫師的眼神能夠對應到病人而不是只盯著電腦螢幕；特別是疫情期間，戴著口罩時，眼神尤其重要，能偶爾的對視，病人就能夠感受到尊重，認為醫師或是其他醫療工作者是嚴肅看待其症狀與描述，並且感同身受。

此外，實踐全人醫療面對的挑戰不僅在互動時間有限，還在於我們無法知道每次互動可能會浮現的議題，特別是病人心靈或是社會層次的問題。因為擔心無法回應，或是沒有時間、沒有能力處理，進而造成許多醫療照護者忽視或是逃避處理病患所需的其他面向。以胸痛的記錄為例，如僅關注生理層面，我們會看到的記錄是「A女士因睡覺後會胸痛而失眠」。如能關切心理層次的訊息，記錄可能見到是「B女士因睡覺後會胸痛而失眠，整天感覺很累與疲倦，悶悶不樂。從門診紀錄看到她的先生三個月前因心肌梗塞而離世」。如增加社會層面或是其他重要訊

息，記錄上文字則會是「C先生覺得不舒服已有六週了，他的胸口會不定時疼痛，尤其是躺在床上的時候。這疼痛已影響睡眠。在進一步仔細詢問後，C先生表示自己在工作上出了一些狀況，因此上司找他會談。而他自己非常介意這個舉動，深怕後續有職務的調動。」記錄訊息的差異，已透出記錄者面對病人不適，在尋找原因時所著重與忽略的面向（Sturmberg, 2005）。

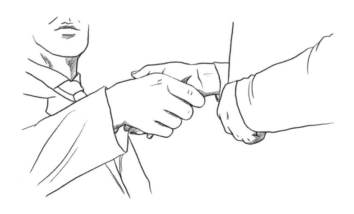

與病人面對面收集訊息的過程本身就具有療癒力，因為以對話引導這動作就能帶領病人走過憂慮與不安。

當然找出病人不適的原因，能優先處理的多是醫療團隊熟悉的生理層面，可立即提供適當處置。但是如果症狀沒有改善而持續複診，此時醫療照護者又沒能投資時間辨證與全人醫療相關之其他面向，就無法找出確切因素，而讓病人反覆就醫，無助於整體效率。因此醫師與其團隊成員最重要是除了診斷患者不適的原因，也應探索生理、心理、社會等面向，以病人為師，解謎題般找出答案。事實上，與病人面對面收集訊息的過程本身就具有療癒力，因為以對話引導這動作就能帶領病人走過憂慮與不安（Charon R. 2001）。當進一步幫助病人找出不適源由，並進行說明，以病人能理解的程度，讓他/她知道疾病何以出現的原因與可能性，病人較能將個人和其疾病分開看待；他/她會認知到一個完整的人在其生理面向需要治療，在心理面向需要支持與安慰，在社會面向則需要就業或是系統支援，而非診斷後就標籤為一個有病的個體。所以主治醫師與其醫療團隊藉由身教，可讓學員們感受與學習如何在具有專業知識與技能的同時，也能展現對病患需求之敏感度與同理心。

持續的扎根，讓病人成為夥伴

　　要把病人視為完整的人，而非疾病或是器官，是一個跟理學檢查一樣重要的技能，也是一個態度的展現。但要如何在醫學教育中將這些觀點藉由專業的培訓，在床邊展現，而非只是淪為教室中的討論呢？目前有許多的醫學人文課程藉由欣賞美術等靈性教學活動，教導觀察的重要性。而臨床的老師可與學員分享如何在尚未面談前，藉由觀察增加對病人的敏感度，例如看看病人的桌子旁邊是否有放書、家人或寵物的照片，及跟宗教相關的物品。在尚未與病人有語言或肢體上的互動前，藉著觀察，醫生和病患已經進入彼此的世界，進而在開始病史詢問時，可快速建立醫病關係（Namara & Boudreau, 2011）。

　　除此之外。邀請病人加入團隊，成為夥伴，則是另一個實踐全人教育重要模式。病人為教育者，以自身疾病故事的代言人分享其抵抗或是與疾病和平共存的過程，讓學員能夠從故事中學習同理，認知病人之心理需求。再者，邀請病人成為夥伴，藉著他的回饋，臨床的醫療工作者與學員能夠從中辨識、理解病人病痛的線索，進而精準評估與找出解釋的架構，提高醫師治病的成效。學員也能根據故事所透露出的各種訊息，提供更符合病人需求之照

護。另一方面，當病人能夠訴說，訴說動作本身就具有治療性與緩和效果，病人能夠覺察疾病所帶給他/她的生命啟示，以及從病中體悟的生命真理，如實接受此一重大事件帶來的衝擊，甚至因故事能助人，而感受到另一種成就感（Trisha Greenhalgh, 1988）。最終，當病人參與團隊之中，成為大家的夥伴，他/她對醫療團隊而言就不只是治療措施的佐證資料，或是評值的回饋，及主觀資料的補充者；而是透過病人提供的訊息，帶給醫療團隊反思其日常工作之成果，甚至在病人的回饋當中，衍生解決問題的能力與創意。

落實全人教育時的自我照顧

當今的醫療對專業素養的解讀已開始強調醫療人員的自我照護，在以病患之最大利益的前提下展現利他精神，同時也需照顧自己的身心靈狀態。當一線的醫療人員過度耗竭時，同理心會隨之下降，難以維持全人照護所需之品質。特別是在疫情期間，要照顧高風險的病人，除了承受醫療量比一般時期高出數倍，染疫的風險，以及嚴格的防疫措施等，都讓平日已是忙碌且負荷不輕的醫療工作環境雪上加霜。因此，以病人為中心的照顧強調關注病人

的身心靈層次的需求，同樣的需求也得回歸到醫療工作者身上。最關鍵的不只是個人需意識到自我照顧的重要，工作職場文化與制度的規範，更需要保障醫療工作者的各種權益，如此才能讓醫療工作者不再是單向被要求執行全人教育之理想，達成指標，而是在合理工作量，人力充足且具有安全感的健康職場，才能讓大家展現其專業能力，也讓病人與醫療工作者都能夠「活得更好！」

結語

　　全人教育的教學與學習具有一種及時且需不斷反思、調整的動態特色，正如同全人教育中提及「以病人為中心」是相當個人化，並具有獨特性。疾病的治療措施或許相同，但是治療產生的各種影響卻經常因人而異。進一步而言，即使是相似的醫療問題，團隊還是必須考慮每個病患背後的情境，疾病對他們的意義，他們的家人以及他們所處社區的資源。就算一時沒有辦法顧及到所有的面向，至少可以知道哪一個是對目前醫療狀況最重要的部份，展開病人治癒或療癒的計畫。所以培養敏銳的觀察力覺察需求，並且以開放的心胸、包容的觀點，邀請病人參與治療，分享其疾病經驗，做最及時的回饋與交流。臨床

如此，教學現場亦是，保持動態式的教與學，讓多元的訓練適時的加入日常的事務，讓學員處於良好的典範場域而有所感，如此就能夠減少理論與現實的差異，有效傳達全人教育之精神與理念。

參考資料：

1. Charon R. （2001）. The patient-physician relationship. Narrative medicine: a model for empathy, reflection, profession, and trust. JAMA, 286（15）, 1897–1902. https://doi.org/10.1001/jama.286.15.1897

2. Crelinsten, G.L.（2011）. Whole Person Care on a Busy Medical Ward. In T.A. Hutchinson（Ed.） Whole person care: A new paradigm for the 21st century（pp. 173-181）. New York, NY: Springer Publishing.

3. Douglas-Jones, R.（2020）. 'Silent mentors' : Donation, education, and bodies in Taiwan. Medicine Anthropology Theory, 4（4）, 69-98.

4. Hutchinson, T.A.（2011）Whole Person Care. T.A. In Hutchinson（Ed.）Whole person care: A new paradigm for the 21st century （pp. 1-8）. New York, NY: Springer Publishing.

5. Stein, M.（2007）.The Lonely Patient: How We Experience Illness. New York: Harper Perennial.

6. Namara, H.M., & Boudreau, J.D.（2011）Teaching Whole Person Care in Medical School. In T.A. Hutchinson（Ed.）

Whole person care: A new paradigm for the 21st century（pp. 138-220）. New York, NY:Springer Publishing.

7. Sturmberg J. （2005）. How to teach holistic care--meeting the challenge of complexity in clinical practice. Education for health（Abingdon, England），18（2）, 236－245. https://doi.org/10.1080/13576280500154062

8. Greenhalgh, T., & Hurwitz, B.（1998）. Narrative based medicine: Dialogue and discourse in clinical practice. London: BMJ Books.

9. Tim Dorn, Karen Mann, Albert Scherpbier, John Spencer,（Eds.）.（1980）. Medical Educational: Theory and Practice Churchill Livingstone: Elsevier

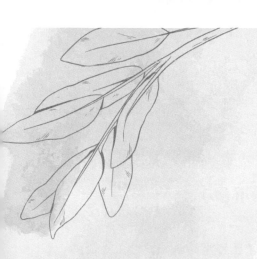

PART 2
案例故事討論

撥雲見日真好！
讓家人的愛再次流動

張雲傑／花蓮慈濟醫院小兒部主治醫師

✿ 個案故事：讓愛再次流動 ✿

某日門診，一對父母帶了一位少年進診間，他的身形略嫌瘦弱、神情有些緊張。他一坐下，父親開口説：「在過去一個多月的時間，小傑經歷反覆肚子痛，掉了三到四公斤，看了很多醫師但就是無法改善。」語畢，叫小傑的少年依舊無語。此刻對我來説，診間除了擔憂的氣氛，更多了些緊繃、不安與欲言又止。

在如此的氛圍，我試著先以生理狀況，拼湊小傑近一至二個月的生活樣貌：他吃的很少、吃完就肚子痛到會想吐，排便習慣尚可。再從體型上來看，小傑平時應是活動量大、喜歡運動、體格健全的孩子。接著幫他做身體檢查，並沒有找到特別的問題。但直覺告訴我，從進入診間

到做完檢查，我還沒能找到和他互動的開關，而這把開關的鑰匙應該會在媽媽身上。因為她在整個問診過程中，刻意把發話權交給爸爸與小傑。當下決定安排小傑接受腹部X光的檢查，並主動建議爸爸陪孩子去。

父子不在的空檔，我把握機會跟媽媽單獨談談小傑。她提到家中曾有個狀況是需要決定小傑國中畢業後的就學問題，但三人的期待都不一樣，針對這問題的討論，常常發生爭吵，最後不歡而散，整個家庭都卡在懸而未決的情況中。媽媽透露的話語，讓我連結青少年議題的方向。青少年階段常常會因三個面向而產生問題：同儕關係、課業成就感及家庭關係。媽媽提供的訊息，就是很有用的題材讓我和小傑對話。

當小傑和爸爸做完檢查回到診間後，我跟他們全家解釋腹部X光及身體檢查的結果並無大礙。隨即我就跟父母提出需要跟小傑單獨聊一下的請求。與小傑會談時，我問了他過去這一至二個月，在學校或家裡有沒有發生讓他感到不安、擔心、難過或害怕的事情？小傑靜靜坐著，不發一言，卻從眼角流下眼淚。

我再次開口，先問就讀的學校和年級，並順著說：「你接下來要去哪裡念高中呢？」此時小傑的情緒有了變

化，可以很明顯感覺到因被觸動而造成起伏。對此反應，我心裡有了方向，並因而稍稍感到踏實，而非如一開始處於一團迷霧之中。一會兒小傑語帶哽咽地說著，對於爸爸想要自己去就讀的寄宿學校，他並不了解。但是自己的心裡也希望能夠換環境試試，同時也知道媽媽希望他留在現在學校直升，不用離家那麼遠。父母的期待不同，自己能理解，也非常希望能符合他們的期待，不想讓他們兩個傷心或失望。

　　經過小傑的陳述，我能夠弄清楚這個問題的脈絡，接著我再次邀請父母進入診間，並稍微轉述剛才會談的內容，以及夾在中間的小傑內心的擔心與糾結。此時，我選擇當一個穿針引線的角色，幫父母及孩子間的因衝突而斷裂的橋梁再度架設起來，讓父母和孩子的心情能再次交會，讓彼此關愛的情感能再次流動！

　　初診後的一個月，父母帶著小傑回診，一進門就發覺三人之間的氣氛是輕鬆自在的，小傑的表情與身形，明顯地恢復到往日運動健將的模樣。得知孩子的狀況很好，也未曾再發生肚子痛的狀況，全家人對於小傑未來的就學方向也已確定，真的很替他們一家人開心！

青少年議題中的全人議題

　　全人照護就是以病人為中心，提供包括生理、心理、社會及靈性各方面需要的醫療照護，醫療上除了提供正確的診斷然後予以適當的治療外，尚需顧及我們所提供的服務方便性、安全性、即時性、病人的接受度（適切性）、是否緩解病人的痛苦（舒適性）及完整性。在面對青少年的個案如何能夠覺察他們的內在需求，適時的介入與擔任穿針引線的角色，就是能夠處理成功的重要關鍵。

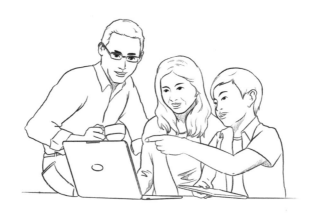

　　面對青少年個案如何覺察他們內在需求，適時介入並擔任穿針引線的角色，就是能夠成功處理事件的重要關鍵。

傾聽情緒話語、探索背後的動機

　　青少年在成長過程中，常因身心尚未成熟，經常詞不達意，不知道該如何把自己的需求，用「大人們」能接受的方式表達。一旦當他們累積已久的情緒猛烈爆發，各種橫衝直撞的表達方式，常常引爆大人們的情緒，造成彼此間怒氣衝天，無法對話！但其實在大部分的情況中，只要大人們多一點耐心，同理青少年此時也仍在適應成長帶來的各種新的蛻變，控制住自己瀕臨爆發的怒氣跟他們互動，並試著「傾聽」在青少年表達的話語、句子背後所在意的真正動機。那因被同理、傾聽而感受到自己被大人「理解」，也被看見的「小屁孩」，通常就會慢慢緩和情緒，調整自己的表達方式。這種「大爆發型」是大部分父母較熟悉的青少年，但另一方面也有一群一直壓抑自己符合他人期待的大孩子，又是另外一個故事了。

　　在小傑與父母的互動溝通中，主治醫師該如何當一個「穿針引線的人」呢？

1.**醫師說的話：透過醫生的角度把雙方的話重新講一次。**
主治醫師以第三者的口吻描述小傑、爸爸、媽媽三人間的觀點，讓三人有機會重新審視各自在故事中的位置。對小傑來說，藉由不同的人，尤其是一個醫療照護人員的口中

將他的不安與難過說出來，他的故事的信任感及被父母所接受的機會就會變高。如果父母只是把他當成孩子，無法尊重其故事，事實上就等於把與青少年溝通的門關起來。一件關係到彼此的重大決定，在沒有經過適當的討論就已經有了答案，其實青少年很容易驚慌失措、不知道怎麼反應，於是乾脆不講話，沉默以對。因此穿針引線的醫療工作者需要讓家長理解：「做任何決定之前，請先和孩子經過一些討論。」當孩子感受到被尊重，他才能夠試著說出心裡話。

2.**認識青少年成長歷程：找到對的方向，轉變念頭**。在以病人為中心來提供生理、心理、社會及靈性各方面需要的醫療照護前，我們要如何去確認造成臨床症狀的可能因素，其中就包括生理與心理兩個面向，及背後影響到身心靈的家庭社會環境。大家常說的「青春期」比較著重在生理上的變化，如受荷爾蒙影響產生第二性徵的發育，大概到十六、十七歲以後，生理上就會比較成熟穩定。而青少年時期則包含心理與社會化的過程，其中跟腦部成熟度的進展有關係，神經系統的發育方面，受營養、生理、社會與民族文化的影響，有很大的差異。因此在勾勒青少年的全人照護裡，心理與社會化議題非常需要關注。為什麼青

少年時期在成長歷程中佔有特別的位置？因為它跨越的就是一個成長的鴻溝，一個轉為成人前的重要時刻，孩子如果跳不過鴻溝會掉下去。在醫療上，我們就是可以扮演那位對孩子的重要他人，可以想辦法幫忙架一座橋，架一張網子幫他撐住，希望他能夠長成一個能夠獨立自主，能妥善處理、為自己負責的成人。

　　穿針引線的醫療工作者，需要認識到青少年極容易受到外在環境影響的特質，當同儕的價值觀和原生家庭給他的認知跟教養不同時，就會產生許多的衝擊，造成在同儕相處上的衝突，影響學校與家庭生活。所以在孩子八、九歲，尚未進入青少年階段時，我們就必須在孩子心裡鞏固父母認同的家庭價值觀。當他們遇到其他人做的事情，跟他自己想要做的不一樣時，才有能力說「不」，才有能力拒絕、離開，這些能力需要慢慢去練習與建立。社交媒體、同儕關係、教育環境及原生家庭，對青少年的影響都很大，其中原生家庭的影響最大。這些都是他們成長的養分，所以適度讓孩子去體驗，發展出他的樣貌跟自我。我們無法要求他們在那個年紀就有大齡的成熟度，青少年與大人中間的鴻溝，需要我們引導他慢慢累積經驗與能力，並從教養上去溝通。在青少年階段，自我意識跟價值觀建

立，是最重要的！

3.**善用全人照護評估模式：發揮醫療專業角色，促成風暴後的和解**。在青少年的全人照護模式中，我們可以透過心理社會的評估（HEADSSS）模式：家庭（Home）、就學/工作（Education/Employment）、課外活動（Activity）、藥物（Drug）、性向（Sexuality）、自殺意念（Suicide）、安全（Safety）等議題做為探索的方向。只要能具備對青少年時期特質的認識，同理他/她正處於成長的寧靜風暴中，有耐性的詢問，就可以知道孩子在日常生活的哪些面向是需要被關注與協助。一個安全穩定的環境，對健康是有助益的。故事中的小傑，他眼見父母因他在畢業後就讀學校的選擇而發生爭吵，而自己既能理解父母何以如此，卻無法滿足雙方，甚至自己也還沒能夠決定留在原來學校或離鄉就讀，多重的壓力造成肚子痛等的生理狀況。透過全人照護模式，就能夠在家庭、課外活動等方向著墨，進行探索，適時提供雙方一個傾聽彼此的機會。

4.**個人反思與專業精進**：「照護」跟「保護」的模式對青少年並不再適合，我們需要建構讓他們主動「參與」，並以「賦能」的方式增加他們讓自己健康的能力。讓他感受

到家庭與學校所提供的支持，讓他身心穩定，等他的「自我」茁壯起來，大概就可以把孩子的青少年時期穩住了。其實青少年的焦慮，常在於他跟同學在比較時，發現別人會的我不會，別人有的特質我沒有，常常忽視自己有的能力和特質。擔任穿針引線者，不僅是臨床的醫療工作者，甚至是家庭中的成員與學校的老師等，需有準備才能帶領他們具備可以正向看待自己的能力，使他的生理、心理達到比較平衡與健康的狀態。我們都曾經是青少年，對於我們如何走過那一段時期也許記憶深刻，也許早已遺忘，我們過去的經驗是我們的資糧，能夠讓我們以己身經驗幫助他人度過困境，但這也可能是我們的限制，因忽略個人成長歷程的獨特性而失去多元角度。做為一個助人的專業工作者，如何能夠與青少年同在，協助他能夠順利完成「脫離父母」的任務，這任務並非指滿十八歲就得離開家或經濟自主，而是擁有做決策的能力，有一個正向看待自己未來的能力，他做的決定或許有父母在意的因素在，但只要他本身是做決定的人，他就有動機去執行，執行結果無論好壞，他就能概括承受。

　　「傾聽、理解、轉念、和解。」這就是青少年醫師該做的事情！青少年全人照護，就是帶領青少年安全「轉

大人」的工作，也是處理青少年議題醫師能為下一代所做的最好的事！

＊為保護當事者，所有個案故事之人物姓氏及年齡等個資均改寫處理。

團隊力量大！
共創兒童居家安全環境

張雲傑／花蓮慈濟醫院小兒部主治醫師

廖夏慧／花蓮慈濟醫院小兒部兒保醫療中心個管師

✿ 個案故事：抽絲剝繭，還原真相 ✿

　　三月初某週末，花蓮慈濟兒保醫療中心的廖個管師，接到張醫師電話說： 我們有一位從外院轉來下體有撕裂傷的女童剛到急診，稍後我再傳傷勢相片給妳！ 。廖個管師看著一張會陰部嚴重撕裂的相片，立即回覆張醫師：「這個撕裂傷很嚴重！女童目前的情況如何？家長的說法？外院是否已通報？另外我們通報後是否要把訊息傳上『花蓮兒保跨網絡團隊』群組，啟動一站式流程，並請縣府社工、檢方及婦幼隊到院一起處理？ 一連串的提問顯示廖個管師急迫重視此事的心情。兩人簡短交換意見，廖個管師立即將訊息傳上群組，當日的訊息寫著：「各位

夥伴，今天下午本院急診有一名約二十個月大的女童，疑似發生車禍事故，經轉診醫院評估需接受會陰部修復手術而轉到花慈。本院急診外科醫師，已照會婦產科及兒科急診醫師進行傷勢評估，由父親陪同，但他對於車禍發生的說詞反覆不一。

　　縣府社工科郭督導見訊息後回覆：「想確定一下爸爸說詞有問題的部分是什麼？傷勢與車禍的直接關聯性，以及女童目前需要住院治療嗎？」廖個管師回覆：「案發時家人不知女童在車子下面，後來她爬出車子才發現。經檢視，女童身體有些微擦傷，目前本院急診等待後續婦產科進行修復手術，之後應會住兒科加護病房，由兒科與婦產科共同照顧。因應婦產科醫師在一小時內，得進開刀房手術修復縫合，本院會先以疑似性侵進行通報與驗傷採證。」至於車禍說法，張醫師補充：「爸爸描述了兩種版本：第一個是他自己開車，小朋友在右前方他沒看到，結果人就到車底下，但沒有被輪子碾過。第二個版本是家裡的親友開車，倒車時孩子太瘦小沒看到，就到車底下了，當時孩子還能夠自己爬出來。」針對爸爸說法，張醫師請急診外科醫師把褲子拍照並留下來，發現褲子上並無明顯擦破痕跡。如果孩子在發生意外時，有穿尿布或褲子仍發

生如此傷勢，是完全不合理的，因為我們在急診看到的褲子是完整的。整起事件迄此，已出現前後矛盾，令人不解的情節。

後續張醫師迅速在群組尋求檢警夥伴協助，他在訊息寫到：「希望轄區員警到家裡查看事故車輛與現場情境是否像父親所描述；家人和父親的說法是不是一致？」花蓮地檢陳主檢回覆：「劉警員可否依照張醫師意思，派員前往製作訪談筆錄？」劉警員：「收到！請稍等一下，我現在立刻過去醫院了解案情。」過沒多久，婦幼隊劉警員、縣府的主責社工、花蓮慈濟值班蘇社工為釐清案情而共同進行對女童爸爸的詢問。同一時間，女童的修復手術順利完成，並轉入兒科加護病房作後續治療與觀察。身體傷勢的紀錄則由兒科加護病房值班醫師，進行初步傷勢評估與影像記錄。

針對事件的處置多方進行，消息也不斷更新，最關鍵的傷勢問題，縣府社工郭督導持續追問。她問：「想先確定一下孩子身上有車禍造成之外傷嗎？她的下體撕裂傷與車禍的傷勢會不符合嗎？」劉警員回覆：「我正和值班醫師確認身體傷勢成因，是否跟父親說法一樣。同時婦幼隊已請值班同仁，聯絡轄區派出所同仁去現場查看。」經

過了兩個小時，婦幼隊呂隊長在群組中轉達：「鑑識人員及派出所員警已經到案家做現場勘驗，發現有擦痕，後續會製作當事人與目擊證人的警訊筆錄。」張醫師留言給呂隊長：「車頭或車底有無凸起物造成意外中的撕裂傷？需不需要到現場模擬，就請鑑識團隊討論決定。」

　　鑑識人員在此已確認車禍發生的事實，然而女童「小星」的傷痕究竟從何而來，是整起事件的關鍵，而張醫師的提問，也是證明小星爸爸清白與否的重要關鍵。之後郭督導也於群組回應：「剛才社工回報，醫師表示疑似尖銳物勾到及其他體傷，請鑑識人員確定兒少骨盆是否有位移？傷勢是否會造成擠壓？也請醫師幫忙檢查小星身上衣物是否有破損或汙漬？」車禍確實發生，針對傷勢的形成，郭督導更深入提問，把形成傷勢的可能性與檢查細節一一說出。經過一連串密集的討論，以及後續的狀況排除之後，張醫師回覆：「目前驗傷判斷身體其他傷勢多以擦傷為主，下體撕裂傷的成因，亦可以用此次意外事件來解釋，初步排除性侵事件！」一樁發生說法版本不一的車禍，一個啟人疑竇的傷勢，在環環扣緊的追查中，得到最終的版本，最後答案。但是故事還在繼續，因為不是性侵，但車禍疏忽，以及未曾在故事中出現的母親，這個家

庭隱藏著什麼樣的憂慮呢？

在幼兒意外事件背後的故事

　　小星，是一個住在靠近花蓮南部山區部落的一歲八個月大女童，由於她的爸爸、媽媽正在進行離婚訴訟，媽媽已離家，因此小星四個月大時，就由爸爸與姨婆、祖父共同照顧。這是車禍當時不見母親蹤影的緣故。此外，她還有兩個哥哥，分別為五歲、三歲。也是照顧者的祖父因中風後不良於行，現以輪椅助行，日前因腳部傷口引發蜂窩性組織炎，事件發生當時正在本院留觀等待住院。

　　依據小星爸爸描述，案發當天是剛從教會回家，小星表姨到家中要接孩子回家，未料她的車子剛啟動，右轉彎時，並未看到小星，但沒多久發現車底有異狀，隨即下車檢視就見她已躺在車底。大家趕緊叫喚小星，並將她從車底移出，送醫治療。小星爸爸回想事故當時，他正在家裡曬衣服，沒想到小星大哥、二哥在玩耍時將家中大門的門栓打開，讓小星有機會跑出去而釀成意外。小星五歲的大哥，已被診斷有語言發展遲緩及過動症，長期需要到花蓮市接受治療；而小星三歲的二哥，也被診斷為語言發展遲緩。小星爸爸因自己同時照顧三個孩子，無法外出工

作，經濟均仰賴社會福利補助，生活並不寬裕。他說，有時候當小星大哥上學、小星能臨時託付給姨婆照顧的時候，他會帶著小星二哥去工作，但這樣的機會並不多。目前只希望小星二哥到了入學年齡時，可以到村落附近的外包工廠工作，讓工作時間多一點，家中經濟穩定一些。小星爸爸所陳述的是一個爸爸的心情與期望。而這一樁疑似性侵到最後反轉結果的事件，我們看到這整個家庭面臨的困境，亦看到小星爸爸帶著三個小孩在困境中想辦法度日的微小盼望。

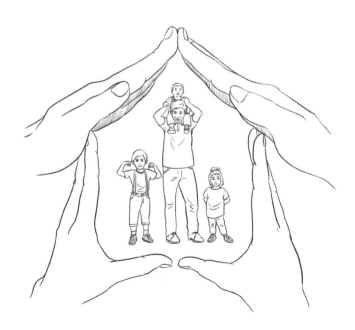

預防下次危機——病房裡的居家安全衛教

花蓮慈濟兒保醫療中心，從本院兒少保護通報資訊分析發現，民國107及108年通報個案中，疏忽個案所占比例極高。為了往前延伸兒少保護個案服務範圍，以達到預防疏忽事件發生目標，特別與兒科醫師一起設計簡易親職諮詢教材。

該教材針對「跌倒、墜落事故預防」、「壓砸夾刺撞傷事故預防」、「燒燙傷事故預防」、「窒息與溺水事故預防」與「梗塞、異物吞食/誤塞預防」等五大居家安全議題編輯。透過這份簡易親職教材，讓具醫療背景且有心於親職教育的社工及護理人員，在事件發生後的黃金時期，在急診或兒科病房提供給家長作即時性的親職教育，期待能預防疏忽造成的意外再次發生。

再回到小星的故事，當她離開加護病房轉至兒科病房開始，個管師除了每天不定時到病房探視，觀察小星爸爸照顧能力，也由兒科醫師在病房進行團體及個別衛教，了解他在育兒上遇到的困難，並針對家中的環境設施與安全狀況進行討論。在個別式親職教育後，也約定小星後續的回診治療及家訪服務。

小星出院後的家訪

　　小星出院的一個月後，我們安排家訪，除了追蹤小星的傷勢復原狀況與小星爸爸在家照顧情形外，更想關心家中環境設施安全的改善進度。小星的家座落於連定位導航都困難找到的山區，房子位於部落道路轉彎處，距離玉里鎮需二十分鐘左右車程。她的家是一棟約三十坪的平房，內部有一間和室、三間房間、一廳一衛。據小星爸爸表示，這是小星爺爺的房子，早年由他與兄弟姊妹湊錢建蓋。因為是自行購買材料與施工，後來卻因經費不夠，連庭院大門也沒辦法蓋。於是現在庭院沒有大門，這成了小星爸爸照顧三個子女中最擔心的事情，也是幼兒意外中的危險因子。因為庭院大門外是部落馬路，右轉出去就是上坡，幼兒發生意外事故的機會很高。小星爸爸還表示準備三餐的時候，因擔心看不到孩子而有意外，會讓孩子在廚房角落玩耍，儘管這樣的安排也是不安全，但卻是不得已的做法。甚至過去也曾發現，孩子被鄰居或鄰居孩子欺負的情形，更無法放心將孩子託付給村落中的親友照顧。

居家安全的資源連結

　　以幼兒居家安全為前提，為小星家的空間與環境進

行評估，她的家位在一個社會資源無法有效輸送進入的部落。因為根本沒有庭院大門預防意外，這個家無法稱得上安全。對此結果，根據個管師對社福系統的了解，若要能夠跳過公務機關冗長的申請流程，而能以最快速且有行動力提供施作大門的方案，只有慈濟基金會。因此將本案轉介給慈濟基金會評估，協助小星家訂製庭院大門，讓家中幼兒有安全的居住環境。屋子大門的門閂位置也得做調整，裝在孩子無法碰觸的高度，確保只有大人可以操作，才能防範下次孩子闖出家門的意外事件。

在兒虐與兒忽個案中落實全人照護

與小星的相遇，醫療團隊經歷一段洗三溫暖式的過程。在急診就醫時，父親對意外事故的描述反覆，讓我們無法確認這起交通意外是否真實發生過，而車禍能否造成孩子會陰部撕裂傷勢？於是在保護兒少的高度警覺下，只能先拉高規格以疑似性侵案件進行驗傷採證，先留下在手術消毒與縫合後可能消失的證據，並以醫療專業順利完成修補手術及術後的團隊照顧，站穩我們的醫療本分。因為案情的撲朔迷離，曾經一度讓社會處同仁，苦無充分證據做即時判斷。所幸經由花蓮縣兒保跨網絡群組的討論，能

夠啟動一站式的整合模式，整合警政系統與調查，在鑑識組連夜調查後，反轉整個事件的走向。

對兒少保護的專業與敏感度，協助我們發現兒少受虐與侵害案件。在與兒少個案相處的過程，也非常容易引發我們的不忍與憤怒感受。當在急診看到因疏忽造成傷勢的幼兒，會有許多直接情緒反應，例如：怎麼可以讓孩子傷成這樣？怎麼這麼粗心？到底怎麼帶的啊？在這個事件裡，當小星的案情處於釐清過程中，我相信小星爸爸經歷許多兒保網絡系統人員所透露的不友善或懷疑，不管是眼神或是質疑式的詢問。或許可以說我們的不友善其來有自，是因為過去的經驗使然，也因為我們必須找到真相，為兒少發聲。

然而，在事實尚未明朗之前，我們是不是能夠在治療病人時，能暫時對疑似加害人保持著「其他可能性」的態度？！此次讓具有執行調查權的檢警單位進場協助，甚至請鑑識人員連夜到案發現場以釐清案情。就能夠在手術後幾個小時內將事件的來龍去脈調查清楚。確認為因兒少疏失而釀成的車禍事件，並非一開始擔憂的疑似女童遭性侵事件。

小星爸爸，其實透過住院時居家安全衛教、住院中

的相處，醫療團隊了解他在實際生活中的努力，遭遇到的種種困境。當我們能如實認識小星與她的爸爸，我們的照顧不僅在院內，也想延伸至他們的家、他們所處的社區，這促成出院後的實地家訪，繼而能連結相關社福資源，讓孩子的居家環境更安全。當我們能撥開被過往經驗影響的刻板印象，我們就能看見盡力撫養三個孩子的小星爸爸，並在照顧小星與衛教過程肯定他現有的努力，並協助他做得更好。我們期盼在小孩安全與接受補助的同時，他也能重新找回經濟自主時所擁有的尊嚴。

五全在心──行在護理

王琬詳／花蓮慈濟醫院護理部副主任

✿ 個案的故事：人生劇本，瞬間改變 ✿

六歲的張小妹，在某個週末興高采烈和家人從台北來到花蓮，預計到海洋公園一遊，沒想到，途中發生了非常嚴重的車禍，一家人都受了重傷被送進本院，姊姊被送到急診時已呈現OHCA(Out-of-hospital cardiac arrest，到院前心肺功能停止)，經過三十分鐘的急救後，仍宣告無效；而爸爸的頭部、胸部和大腿都受到撞擊，到院後進行積極的處理後住院治療，而張小妹有嚴重的頭部外傷和胸部創傷，到院後立即被送往開刀房進行手術。這一刻，原本歡樂家庭旅遊，瞬間，變成了天人永隔的悲傷情境。

人傷我痛，適性照護

張小妹在醫護團隊積極努力下，得到快速安全的醫治，手術後被送進加護病房密集觀察，因這車禍有上新

聞，所以加護病房的護理師們都知道，張小妹一家人遭逢如此不幸，在那一刻張小妹不但失去了姊姊，爸爸也住院治療中。想到小小年紀的她，在麻醉退去後要面對陌生的環境和家人的分離，因此，在和奶奶進行入院護理資料收集時，護理師特別詢問奶奶，張小妹有沒有喜歡的卡通人物？平常喜歡哪些食物？有什麼興趣等，為的是在照顧的過程中，能夠投其所好，促其恢復健康。在知道張小妹最喜歡《鬼滅之刃》的卡通後，團隊立即在當天就買來「鬼滅之刃」的抱枕，布置在張小妹的床邊，並讓奶奶可以待在加護病房的病床旁陪伴她，盡可能地將環境的不熟悉感降到最低。

令人高興的是，張小妹的呼吸器在第二天就順利移除，可嘗試從口進食，這時護理師阿姨也特意買來她喜歡吃的布丁，讓她願意進食；此外，知道張小妹喜歡畫畫，醫師也會診了身心科，讓兒童藝術治療師可以帶著畫筆和色紙，到床邊陪著她進行有治療性的藝術活動，達到療癒和舒心之效。

在團隊合和互協的照顧下，張小妹的病情很快地獲得好轉，可以轉到一般病房。這時，團隊為了一家人能夠團聚，特別安排讓父女倆可以住在同一個病房的雙人房。

在恢復的過程中，志工也為病人及家屬們特別烹煮了麵線，因為在台灣的民間習俗裡，當生命中遇到不好的事情，若能夠吃個麵線，除了可以壓驚，也能讓不好的事過運；而身心科的醫療團隊，也是在第一時間就來到張先生的床邊，為他進行心理諮商，所有的團隊成員都盡其所能的一起給予最佳照顧，大家唯一的目標，就是希望張家人都能夠盡早調適這生命無常所帶來的傷痛，並回歸日常的生活。

往者靈安，生者心安

除了張小妹，張爸爸也是這場車禍中該被關注的人，原本開心的帶著兩個女兒的度假之旅，沒想到竟成了天人永別之行。事發當時在急診室，照護他的護理師在接獲急救區同事們告知張先生的大女兒已往生的訊息，腦中便開始迅速地為張先生調整護理照護計畫，首先評估到張先生的心跳比較快，因離事發當時已經超過五個小時，為避免因脫水造成休克，為張先生注射大量點滴；因車禍當下有強力的撞擊，也做了12導程的心電圖，初步排除心臟的問題，接著就要盡快讓他接受頭部電腦斷層掃瞄，用以確定腦部是否有受損？避免在稍後知道大女兒已不幸往

生的消息時，因悲傷過度，造成腦壓上升的二度傷害。

在那同時也思索著要如何將這令人悲傷的消息告訴張爸爸？因此在等待檢查的過程中，護理師請社工盡快聯繫張家其他家人到場，同時請來志工陪伴在旁。而在急救室的醫護團隊們，則是盡最大的力量修復張家大女兒那張幾乎面目全非的臉，在確認張先生的生命徵象都穩定，且頭部沒有外傷後，急救區的主治醫師來到張爸爸的床邊，告訴他醫護團隊雖已用盡全力，但因為撞擊的力量實在太大，因此無法將張家大女兒救回，聽聞此噩耗的張爸爸痛苦地放聲大哭，這時陪伴在旁的志工發揮膚慰的良能，全程的陪伴和適時的引導；接著我們詢問張爸爸是否要到急救區與張家大女兒道別，在取得意願後，一行人推著病床到急救區，護理師們貼心地將張家大女兒推到了急救區旁的小房間內，不讓急救區的混亂干擾，特別布置一個讓張氏父女能夠好好地進行告別的環境，並在詢問宗教信仰後，撥放著佛樂陪伴著張家大女兒。

除此之外，志工們也在隔天，徵得張爸爸主治醫師的同意後，帶他到車禍現場招魂。事發6天後，恰巧是精舍每月的拜經活動，護理師在詢問家屬的意願後，也特別利用下班後自己休息的時間，帶著張家大女兒的外婆，回

到精舍拜經迴向給她，願她往生的路上靈安。期待透過這些儀式，讓張家人能夠安心放下，走出傷痛，回歸日常。

期待圓夢，團隊促成

張家這次會從台北到花蓮，原就是為了要帶孩子到海洋公園遊玩。雖然發生了不幸，但在張小妹的心中，還是存有這樣的夢想，護理師阿姨在評估到張小妹有這樣的期待後，就運用這樣的期待，允諾她，若能夠好好的配合各種復健，努力讓自己恢復健康，就會帶她到海洋公園一遊。剛開始張爸爸以為我們只是騙騙孩子並未當真，但當張小妹恢復到準備出院時，病房的護理長就開始和張爸爸討論帶張小妹到海洋公園的準備事項，這時張爸爸才發現，原來我們真的有把這件事放在心上，因為我們也不希望在張小妹的心裡留下這樣的遺憾，更不願日後當他們在有機會經過花蓮時，心裡只有傷痛，所以安排這一趟圓夢之旅，也是醫護間與張氏父女的圓緣，在這之後，張家也準備返回台北回歸往日的生活。

張爸爸在住院期間因為感受到花蓮慈濟醫院對他和張小妹全人、全隊、全家、全程和全社區的五全照顧，態度也從剛開始的淡漠，到後來對團隊的全然信任，甚至還

捐了一筆款項給慈濟，希望自己和家人在劫後餘生後，也有機會能夠幫助別人。對醫療團隊來說，透過這樣的照護過程，讓護病同在、彼此撫慰，也有助於強化自己的心靈素質，增長心中的慈悲，引領護理專業與價值共好。

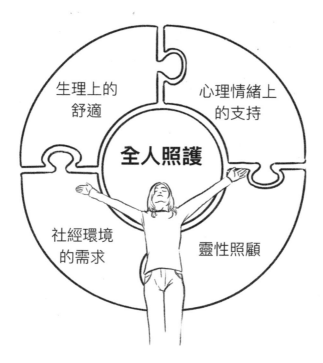

全人照護模式能夠讓醫療團隊與病人同在，護病彼此膚慰，有助於強化團隊成員的心靈素質，增長心中的慈悲，引領醫療專業與價值共好。

後記——全人照護的省思

　　慈濟醫院護理部推動全人醫療已逾十五年，從一開始的概念圖，強調連結病/生理之間的相互影響，到後來的人形圖，加入FIFE（feeling感受、idea觀點看法、function身體影響、expectation期待）的元素，重視病人的感受觀點，藉由了解到病人的期待，來促進健康目標的達成，並融入敘事（narrative）的方法，護理主管透過陪伴關愛及引導轉念，鼓勵同仁表達自己在臨床的照護過程，強化專業價值認同，深化心理慈悲之念，希望能夠減少職業疲憊感，引領護理與價值共好。

　　從這個照護的個案中，我們可以看到照顧張氏父女的所有團隊成員，每位都已內建「以病人為中心」的療癒基因，過程中不須旁人強迫或提醒，而是自然而然地將病人的FIFE放在心上，想方設法地圓滿五全的照顧，讓病人和家屬在無常來臨時，能接受到「身、心、靈、覺」的統合療護，幫助他們盡早回復日常，更進一步能夠化悲傷為力量，也願意為世界帶來正向的影響，這是全人照護的最佳體現。

攜手走出迷幻世界

劉秀屏╱社工師

✿ 個案故事：走入迷幻的世界 ✿

　　近四十歲的美美，罹患思覺失調症二十年，長期以來從未遵循醫囑，經常私自中斷服藥。她的腦袋一直停留在年輕剛發病的階段，要求完美的性格與責任心，不斷高標準檢視自己在家庭、求學時期與工作中的各個角色與表現，期許自己能夠達成完美狀態。可想而知，如此標準是難以因應現實生活裡的複雜情境。於是她鑽進牛角尖，不斷反芻曾經的挫折與失望片段，想像自己遭受迫害的情節，責怪自己的不完美，幻想著別人會因為她而遭遇不幸，並且認為不完美的自己犯了錯應該遭到懲罰，甚至不應該存在這個世界上。日復一日，幻想的世界堅固無法鬆動，隨著視幻覺的出現，美美開始感覺到食物被人摻入異物而不願進食，耳邊出現命令她去死的聲音。某一天，飽受幻覺與妄想纏繞的美美，採取了激烈的自殺行為。這是

我們與她相遇的源起，故事也因此展開。

在醫院遇見迷茫的她：醫病信任關係的建立

美美因自殺被送到醫院，經過外科縫合手術與傷口穩定後轉入精神科病房。因為斷藥許久，原本的妄想、幻聽等症狀明顯，並且影響情緒穩定度。因有高度自殺傾向，需由家屬或照服員全天候二十四小時看護。到了此時，她仍然不願意進食，對於醫療專業人員的接近顯得防備。但慶幸的是她還不至於拒抗治療，可以被動配合針劑及口服藥物。

對於活在迷幻世界的美美，我們該怎麼協助她銜接回到現實世界的路？我們的團隊，包含主治醫師蔡醫師、住院醫師陳醫師、值班醫師李醫師、專科蕭護理師及主責羅護理師以及擔任社工師的我，決定以較自然且不批判、不過度強調醫療的態度，從日常的噓寒問暖，偶爾的閒聊，慢慢地融入她的住院生活，當她提及那個充滿妄想與幻聽的迷幻世界時，我們聆聽且不帶評價的附和或回應。經過一段時間的團隊努力，及美美願意配合規律用藥之下，藥物效果逐漸生效，她與醫療團隊之間的信任關係已逐步建立。然而此時，團隊的嚴峻挑戰才真正開始，為了

與美美攜手走出迷幻世界，我們展開「迷幻與現實」的拔河賽程。

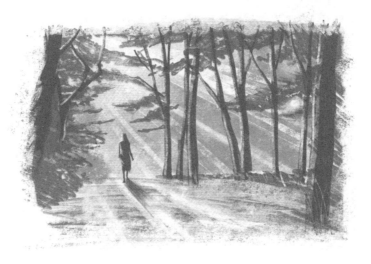

「只要妳願意把手伸出來，不會是只有我一個人在拉妳，而是所有醫療團隊的成員都會幫妳。」

迷幻與現實的拉鋸戰：建立病識感

當美美沉溺在迷幻世界時，第一線的護理師運用牌卡及桌遊，轉移她的注意力；而我則是負責在每天訪視時鼓勵她多活動、少躺床，並陪她在病房內散步，協助她學

習區辨「迷幻與現實」。同時也邀請家屬的參與，引導他們在陪伴、用餐與聊天的過程中，以生活化的方式訴說不同於她妄想的真實版本，讓她知道並且相信沒有人因她而遭受不幸，或者用餐時，藉由共同進食，讓她認知到飯菜裡並未遭人摻入異物等事實。在這段「迷幻與現實」拔河的賽程間，美美曾經反駁，也抗拒我們口中的真實，但是我們團隊並沒有放棄，在來來回回的拉鋸中，因著團隊與家屬齊心努力之下，她逐漸看見迷幻與現實世界的不同樣貌，堅固的迷幻世界出現裂縫，我們一起踏出認識疾病的第一步。

美美認知到現實與迷幻世界的差異後，她在會談過程中時不時會冒出「×××的家人現在都好好的，並沒有遭遇不幸」、「我現在不會感覺食物有異物，但還是會有香菸的味道」、「我知道之前那些都是我自己胡思亂想」……，她愈來愈願意跟團隊工作人員提及她的迷幻世界。更重要的是對自己學會區辨迷幻與現實世界的不一樣，她顯得很開心。當有了病識感，接著我引導她思考自殺行為與疾病之間的關聯。

我們在對話中開展，並且進一步澄清她為什麼會做出自殺行為？她說：「是聲音叫我這麼做的。我覺得自己

很可惡，不應該活在世界上！」我問：「所以是妳自己要這麼做的？還是迷幻世界要妳這麼做的？」她回答：「是迷幻世界！」然後我進一步告訴她：「所以這不是妳的錯，這是因為生病了，是症狀讓妳變成這樣的！」美美聽了，默默地、微微地點了頭。在這一刻，她學會到辨識疾病症狀，區分迷幻世界的她與眼前正與我對話的現實世界的自己，了解到曾經的行為混亂，可惡的不是自己，而是症狀！

　　當我們的會談來到這個階段，我常常跟美美核對她想追求的世界樣貌。當我問：「妳比較想留在迷幻世界呢？還是回到現實世界呢？」她總是很堅定的回答：「現實世界！」但是對服藥仍有著很大抗拒的她，如果後續仍然不配合規則服藥，那精神症狀依舊會復發。我告訴她：「要回到現實世界，藥物對妳的幫助非常重要，妳可以說說對吃藥的想法嗎？」她說：「因為我不想被藥控制！」我反問：「那妳希望被藥控制，還是被症狀控制呢？」這時候，她微笑著說：「可以都不想要嗎？」我也笑笑以對：「如果這像是只有兩顆爛蘋果可以選，為了存活，妳要怎麼選擇？」美美回答：「那選藥好了！」

走出迷幻世界之後：復健治療要角「日間病房」

多年來生活一直遊走在迷幻多、現實少的美美，個人及家庭關係、生活秩序大亂。然而來到這個病房與團隊合作之後，逐漸有了好轉。精神科的照護模式除了急性病房會積極介入治療急性症狀外，當病人症狀緩解後，透過日間病房持續照護，以及提供康復病友們維持病情穩定，重新回歸社區的精神復健與訓練。特別是幫助康復病友們規則到醫院做全面性的復健治療活動，維持生活的結構性及建立生活目標，不僅可降低家屬照顧負荷，也可使康復之友不與社會脫節，增強其在社區獨立生活之能力。

因此為了避免美美在症狀緩解出院後，因缺乏生活目標而退縮在家，以及康復動機隨時間遞減，團隊成員不斷的增強美美接受復健治療的動機。對此，她說：「我真的感受到大家都在幫我，我不能再像個賴皮的小孩一直賴在地上不站起來了。」而我也回應她：「只要妳願意把手伸出來，不會是只有我一個人在拉妳，而是所有醫療團隊的成員都會幫妳。」最後，她同意接受日間病房的持續照護。至今美美規則到本院接受日間病房照護，經過多年的努力，整體的精神症狀、情緒皆相對穩定，社交人際及家庭關係都有進步。

故事的尾聲：精神科社工的反思

因為美美住院期間，有了機會與她的家人進行會談，深刻感受到他們二十年來承受的痛苦。家庭成員每天如何膽戰心驚與之互動，深怕一個不留意的言行令美美產生錯誤聯想而發生攻擊言行，一次又一次面對怵目驚心的自傷場景……，這些長期累積的身心壓力甚至令主要照顧者腦袋升起要帶著美美一起自殺的想法，爾後也因此接受精神科的治療，依靠藥物度過焦慮與失眠。

我們團隊成員都能同理家屬種種不足為外人道的痛苦，在照顧病人也擴及她的主要照顧者的全人、全家概念下，齊心以真誠、接納的專業言行與他們互動。美美順利從急性病房出院並轉介日間病房，症狀更趨穩定，言行中已無敵意。

年邁的父母眼眶泛淚的對我與目前的主治醫師趙醫師說：「終於能夠放鬆的與她一起看電視、用餐。」家人互動關係大幅改善。美美也在會談時表達，在日間病房這段期間是生病這麼多年來最快樂的日子。對美美的進步，家人也非常感謝精神科團隊齊力協助的專業表現。每年皆積極參與病房舉辦的大小活動，展現他們家庭對精神科團隊的認同與支持。

在此分享美美與我們團隊的故事，為的是讓大眾有機會認識精神科疾病樣貌及明瞭在治療過程除藥物治療外，醫師、護理師、社工師、心理師及職能治療師五大專業成員能夠提供全人、全家、全程的全方位細膩的照護。而這皆是促進病人疾病穩定，回規正常家庭及社會生活的專業目標與成果呈現。

後記：關於「病識感」的專業討論

「病識感」（insight）的缺乏，長久以來被認為是「瘋狂」或「妄想」的界定特徵，而在WHO世界衛生組織著名的思覺失調症跨國比較性前驅研究中，也發現「病識感缺乏」是思覺失調症中，最具有跨文化共通性的普遍特徵之一。

臨床上，病識感及其缺乏的現象，本身往往不是一種「全有或全無」的狀態，而常是一種連續的現象。以下為病識感相關的四種狀態：（1）無病識感：病人完全否認自己有病，亦拒絕治療。（2）部分病識感：知道自己的狀況不對勁或承認自己有病，但做錯誤的歸因，不了解真正的病因，亦不覺得自己需要就醫。（3）理智病識感：理智上知道自己有病，且知道病因，但情感上無法接

受，無法更深入掌握該情境或進一步做恰當的調適。缺乏治療的動機，對於治療態度則為被動接受，案例中的美美在多年就醫經驗中已被教育並可以在理智上認知疾病，但她心理上仍然拒絕接受罹病的事實，應屬此型。（4）真實病識感或情感性病識感：了解病因，且有動機尋求協助，主動接受治療，對於影響疾病的生活習慣可主動積極改變。

受精神病症狀所苦的患者腦部功能失調，在幻覺、妄想的幻境與現實之間拉扯著，當病人出現病識感，就像從一個怪異的夢中醒來，卻要開始面對貧病交迫的殘酷現實世界；對於幻覺、妄想經驗的侵擾，再也沒有合理化的解釋。精神病人病識感的獲得或恢復，未必在治療上必然帶來正面的發展，因為這牽涉到疾病與病人身分常常含帶的汙名等因素。因此許多精神病人病識感的增長，未必帶來更好的預後，甚至可能導致憂鬱或自殺的傾向，這種問題性被稱之為「病識感悖論」。美國的精神科教授保羅・李薩克（Paul Lysaker）發現思覺失調症的病人若缺乏病識感，將會「不願意服藥、治療反應較差、人際關係與工作表現較差」；但病識感愈好，卻可能愈憂鬱、愈自卑、主觀生活品質較差。由此可知，以醫療的角度，產生病識

感對於病人而言是好事，但有病識感之後相對應的心理支持、生活適應、社會扶助更是重要而不能忽略的。

　　本次故事主角美美罹患思覺失調症，無法面對自己生病的事實，雖然可以規則返回門診追蹤治療，但卻從未能配合醫囑服藥，多次因急性症狀明顯而接受住院治療。根據文獻顯示，思覺失調症患者出院後持續服藥之順從性普遍不高，約只有百分之二十到五十。而停藥半年內約有三分之一患者再發，停藥二年復發機率則高達百分之八十到百分之百，可見規則服藥治療的重要性。而「病識感」則是影響患者服藥順從性及預後好壞的最主要因子。因自殺未遂入院的美美，在醫療團隊工作人員的合作下逐步的建立病識感，且她也明白表示希望能夠返回現實世界；而銜接日間病房的照護，有助於她增進人際互動的機會，建立生活結構與目標，加以專業的精神復健治療，及醫療團隊持續照護下，穩定其病情、學習重新接納自己，及建立社會角色功能。

案例 5

凝結團隊的心──
溝通是全人照護的基礎

賴宇軒／花蓮慈濟醫院腎臟科主治醫師

✿ 個案的故事：令人生畏的兒子 ✿

　　來自台東關山的老奶奶，因為急性腎功能惡化與肺水腫被轉送到本院。她原本患有慢性腎臟病、心臟衰竭，這次情況嚴重，直接被送入加護病房。醫療團隊高度懷疑是心血管疾病所致。經過一連串緊急處置，老奶奶在狀況較穩定後轉入一般病房。住院期間由小兒子照顧，在此之前他長期旅居國外。按照醫療計畫照會心臟內科醫師，該醫師建議應作心導管檢查，但擔心使用顯影劑後，造成不可逆的慢性腎衰竭而需要長期透析治療，因此與家屬進行討論。

　　當時我詢問是否需要所有家屬一起解釋再做決定，小兒子卻表示自己可以做決定，也可以代表簽下同意書。

不過心臟科醫師仍覺得需要其他家屬的參與，因此在所有家屬到齊時，該醫師向大家說明後續老奶奶的醫療計畫。在解釋時，小兒子的情緒逐漸生變，口氣不和善地質疑醫師對心臟問題的說明。雖然陪同的其他家屬嘗試安撫，但似乎無效，後來小兒子情緒激動走出診間，並在外面大聲咆哮。

找出情緒的背後原因

在病情解釋時發生如此狀況，其實醫療團隊成員並不意外，因為在老奶奶住院期間，小兒子不管是對醫師或是護理師都以不友善態度應對。而且對於老奶奶的各項醫療處理抱持著質疑態度。懷疑與抗拒言行，使得每日得面對老奶奶與兒子的護理師相當頭痛與無奈。然而本著專業精神、人性關懷的理念，護理師仍盡可能同理兒子是因為關心母親的狀況所致，因此即使知道每一次處置時間，都可能經歷家屬的情緒風暴，但是為了老奶奶，護理師還是努力執行各項照護工作。只是當休息或是交班時刻，難免心累，會對著我或同事抱怨上幾句。我想，如此狀況還要持續下去嗎？護理師不該持續承受家屬的怒氣。那麼究竟小兒子的憤怒從何而來？是什麼原因讓他不信任這一群幫

助他母親的團隊？

　　我決定花時間理清這一團迷霧，好好認識小兒子。經過我在病房的觀察以及護理師的陳述，小兒子很關心媽媽，特別是在施行照護措施時，他會很注意護理師的動作，避免造成母親的任何不適。在偶爾一次談話中，了解到他之前在國外工作忙碌，沒法陪伴媽媽。這次媽媽生病了，他很擔心，特地從國外回來就是要親自帶給媽媽最好的照顧。經由這些談話內容，可以確認小兒子的確是因為關心與在乎母親而衍生對各項處置的疑慮，以及對護理師照顧手法的不放心。

　　然而，令眾人在意的是：我們醫護團隊是來幫助病人，而不是傷害病人；我們與他的目標是一致的，他怎麼如此不信任團隊？於是我以解釋病情為由，與小兒子坐下來，探索我心中疑問。首先，我先就他的行為進行回饋，誇獎他對母親的心意與願意親自照顧的作法。小兒子對於我的舉動，雖有些意外，但也接續說明自己照顧母親許久，比較了解母親的感受，所以有時候看到護理師的舉動，難免會比較、會心急，就沒辦法好好說話。再者因為他之前的就醫經驗，發現護理師沒有辦法全盤回答母親的病情，所以自己經常處於茫然，或是不曉得會發生什麼狀

況的情境而感到很不安⋯⋯。

因為愛，所以不安、焦慮

　　經過這次的聆聽與分享，我發現兒子的情緒問題來自「無法立即獲得母親病情的訊息所造成的焦慮行為」。既然已覺察到情緒背後可能是這個原因，那為了化解醫病、護醫之間的衝突，那就得有所計畫、並付諸行動。為了滿足小兒子想要「及時知」的需求，也能避免不必要的「溝通誤會」，醫療團隊召開會議，就這個問題討論、達成共識是：日後統一由主治醫師來解釋和說明病情與治療。只要小兒子對病人相關治療提出問題，護理同仁就主動聯繫我，再由我向他說明。那護理師則是持續本著關懷病人的態度，持續以溫和方式與病人、家屬互動，隨時注意小兒子的反應。

　　因為設定單一的溝通窗口，小兒子能夠獲得「及時知」的訊息，加上護理師與團隊成員的合作作為，讓小兒子對醫療上的誤解許多也慢慢消除，開始願意「信任」醫療團隊的處置，並放手讓護理師與其他團隊成員施行措施；而最後老奶奶病情獲得控制與穩定，順利出院。這個故事的一開始，我們團隊真的以為要遇上醫療爭議事

件！？當時每日面對小兒子的言行成為一件苦差事，但是最後卻以「信任而放手」做為故事的結尾，這其實是整個醫療團隊的良好溝通與合作無間的結果。

團隊間的有效溝通與彼此支援

在這個故事中，小兒子因為得不到關於母親病情的即時且令他信服的答覆，所以焦躁、憤怒。但這全然是團隊成員的錯嗎？當然不是，而是在於每個病人與家屬對於病情訊息的獲知程度需求不一，加上有些問題除主治醫師外，團隊成員是沒辦法代為回覆與決定，因此諸如「請等一下，這問題留待主治醫師來回答」等答案，雖然大多時候能夠說服病人或家屬，但這在一次卻成了小兒子眼中「敷衍、不專業」的表現，進而連結他過去就醫的負面經驗。因此，為了落實以病人為中心，並能兼具全人、全家等的照顧理念，老奶奶的家屬也該納入我們所關心的對象。在明白了他的情緒原由，「即時知」也並非是相當無理的要求，因此在評估後我願意在護理師打電話給我時，即時的回覆與安撫。

不過，團隊不是只有主治醫師一人努力就好，如何讓護理師也能夠對自己照顧的病人說明護理措施，以及醫

師處置病人較不明白之處。我會在查房時，只要有護理師有空檔就邀請她們參與，陪同在床邊聆聽我與病人的談話，或是為她們多作些處置的說明。又例如平時工作中，我會主動告訴護理同仁，為什麼一位病人才開始使用一種抗生素，沒多久我又停掉，改用另一種抗生素的原因。因為我希望護理師能夠清楚了解為什麼病人的抗生素治療會改變，同時亦減少護理同仁交班時遇到的困擾，並更了解治療計畫。

一段時間之後，病房的護理師只要看到我開始查房，她們就會主動跟查房，主動提供病人相關訊息，幫助我快速了解病人在假日期間的情況。查房後，遇到病人或家屬詢問有關在查房時提及的問題，護理師也能夠主動協助說明。當如此的風氣與習慣形成，就可以即時處理病人或家屬的疑問，避免不必要的溝通問題。而且護理師也能夠感受到醫師對她們的倚重與信任，這是團隊合作的重要基礎。

覺察需求，醫師能成為團隊中的最佳協調者

隨著醫療環境的改變，病人對醫療處置有更多的意見表達機會，但同時也帶來許多的溝通挑戰。當遇到病人

抱怨團隊成員時，醫師該怎麼做好一個協調、溝通的角色？這個問題有許多的答案，不管是從文獻的建議或是個人日常經驗的參考，但對我而言，首先要能夠先同理，溝通才能有個順利的開展。在這個故事裡，要能找出小兒子的情緒原由並同理，也要能夠顧及理解護理師工作上的辛苦，特別是花蓮地區的人力流失與招募問題，也是護理工作很大的壓力與挑戰。所以面對有著各自故事版本的家屬與團隊成員，當溝通有衝突，要能避免直覺式的判斷，把自己當成事件中的協調者，傾聽雙方的心情與期望，甚至是不滿與憤怒。當雙方的心情、感受能被理解，才有機會靜下心來說明來龍去脈，這也才能讓擔任協調者的醫生，有對話、疏理觀點，並能做出其他可能性的建議。

誠如上文提及的花蓮人力流失與招募困難問題，如果再有醫糾或是任何無法讓團隊成員感受到工作環境的安全感，那是雪上加霜。我擔任病房主任工作，也期盼病房能夠有好的氛圍，在工作的日常中建立與鞏固夥伴關係很重要。有幸能有病房護理長如鈴的支持，而有了為二八西病房護理同仁努力的方向，行動也能隨之展開。平日中午，只要我有空，就會到病房和護理人師共進午餐，填飽肚子、聊聊天。藉此機緣，我也愈來愈了解他們對工作的

想法和感受。如果遇到有護理師心情低落時，只要他們願意和我說說話，我也會傾聽，一起尋找解決方法。尤其我個人對心靈成長議題的關切與不斷學習，也會在時間允許時分享給團隊成員，期許大家能探索自我，反思且找到適合自己的自助之道。當團隊能夠同心協力，當病人有狀況時互相支援，當有衝突發生，大家也能夠坦白求助，這個工作場域環境就能夠讓人有安全感。當工作者有安全感，不會覺得在有狀況時會被切割或是拋下，那就能夠安心工作，專業得以施展，病人也會有好的結果。

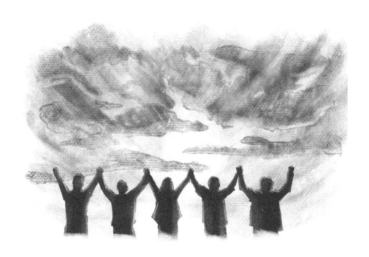

後記：全人照護感想

　　回到個案的故事來，老奶奶的兒子因長年居住海外，未能時時陪伴母親。當久久未見的母親罹病且惡化，那是自己未能預期的狀態！發生未能預期到的惡化狀態，突來的心理衝擊或許也還摻雜著歉疚感受，讓小兒子對於母親的照護產生強烈的責任感。不僅是對自己，也對醫療抱持相當高的期待。因此在住院時當未能獲得確保母親穩定的消息，因內心責任與內疚感受交雜，以及面對醫療的無能為力，遂轉化為對醫療團隊的控制主導欲：不是想主導病人的醫療決策，就是指責護理師不專業。如果任由如此地溝通模式反覆出現，而團隊成員又沒能指出面對家屬的指責及強大情緒，其背後其實是關心與內疚的表現；那麼醫病、護病的關係會變得緊繃、對立。這情況，對病人與小兒子，以及醫療團隊的成員都會是耗費心力的過程，且可能衍生更大的衝突事件。

　　當有糾紛發生時，真正的醫療問題往往不到一半，其他的都是非醫療問題。有研究顯示：照護者的家人，經常面臨多重的事件和持續不斷的壓力，也極容易出現「照護者倦怠」（Caregiver burden）；其可能出現的症狀為煩躁、焦慮、失眠、反應過度等，這在小兒子身上也可感受

到。同樣的，醫護人員在長時間的身心過勞與慢性壓力下，也很容易產生類似的狀況。因此當我們在照顧病人的同時，也需要顧及醫療團隊的身心狀況。當大家能互相關懷，工作環境能夠有系統支持，才能夠更有同理心實踐具有人文的全方面醫療照護。

牽起你的手，
陪你到最後，安心送你走

吳雅汝 ╱ 花蓮慈濟醫院內科加護病房主治醫師

✿ 個案：意志堅定的老奶奶 ✿

「我想回家！」

數年前的某天下午，內科加護病房來了一位呼吸費力、氣喘吁吁的八十多歲老奶奶。仔細研究，這才發現她早已是心臟衰竭末期，長期有呼吸喘的一位病人。這次又出現一波急性的肺水腫症狀，再加上血壓不好，因此得入住到加護病房。住院時老奶奶的生命跡象其實不穩定，必須用到中等劑量的強心針，才能勉強維持血壓和心臟射出功能。然而在臨床問診與理學檢查過程中，遇到相當棘手的情形是：已十分衰弱的老奶奶揮舞著雙手、抗拒治療，即使呼吸較為困難，卻仍嘶聲力竭大吼著：「回家，放我回家！」處於耳邊多是機器聲響的加護病房之中，她那嘶

啞的聲音聽來令人心驚與不捨。

　　我們該如何面對老奶奶想要回家的心願？首先，經團隊進行綜合整體臨床評估，以生理狀況來說，包括血壓、心跳、心收縮狀況、小便量和酸鹼值，都認為老奶奶需要待在加護病房；同時家裡雖然有老有少，但沒有人具有醫護背景，因此不易評估病人病況是進步或退步；兼且我們也擔心家人無法目睹病人呼吸費力的辛苦模樣。因此醫療團隊認為老奶奶還是應該待在加護病房，並用監視器監測及使用利尿劑與強心藥物。同時我們與心臟內科原主治醫師再次確認其心臟狀況已屬末期，將施以緩和治療，這是對奶奶較好的處置。其次，我們團隊會在使用藥物治療後觀察反應，若反應不良對奶奶造成生命危險，我們將不再進行急救措施。現實情形如此，為了奶奶的安全，我們確實是無法滿足她回家的期待！而這也是在重症病房裡經常上演的兩難抉擇。

　　原想著這樣的決定與後續計畫，經過一番解釋應可以讓老奶奶放心，讓她理解到我們為什麼要留她住院，甚至希望她能改變心意，放心在醫院治療。但沒有想到的是老奶奶完全不願意妥協，無法接受我們在她身上置放所有的儀器、點滴和侵入性治療。唯有一句不變的台詞就是：

「我要回家！」當我發現我不再能說服老奶奶，只能轉頭離開病房，決定與她的家人溝通，希望藉由家人的溫情呼喚，讓她可以留在內科加護病房。就在我表明醫療團隊的想法，並且讓家人理解何以如此，就由家人前去病房協助這未竟任務。約莫二十分鐘後，我再次前往病房，想知道家庭溝通後的結果，但這次是我被家人拉到床簾之外。

讓回家變成可能，讓奶奶的願望成真

　　「醫師，我媽媽真的不想待在醫院接受治療。她知道她有生命危險，也知道心臟是治不好的，她都有心理準備了。所以您能不能幫幫她，讓她回家。」「醫師，拜託你，我阿嬤家裡有氧氣，我們都會陪她，我們也可以量血壓，請您成全我們，讓我們帶她回家。」「醫師、醫師……」，輪番上陣的家屬，講的是我沒有預期到的答案，每個人都急切地想要照顧阿嬤，想要陪伴。這下問題又回到我身上，還沒來得及對家人舉動做回應，我就得立即思考、評估回家的可能性。該怎麼樣銜接緩和治療？有什麼需要準備的？讓奶奶回家，我需要什麼樣的團隊來支援？……一連串的問題！還好我所在的醫院已有完善的安寧專業團隊，加上我在安寧照顧訓練已有一段時日，這一

次在加護病房實踐安寧，是一次落實理想的時刻。

現行的緩和治療，有以共同照護形式的緩和治療，直接入住安寧病房的住院治療，亦有居家的緩和安寧計畫。我很快的將三種方案內容整理出來，並且跟奶奶的家人解釋各種方案的可能性。在以完成奶奶的心願為共同目標的討論過程中，我們逐漸達到一個共識，朝向居家的安寧緩和治療前進。

做出決定後，馬上聯絡本院的安寧緩和團隊進行評估。奶奶家的地理位置恰好是本院居家安寧服務所能抵達的範圍，因此居家安寧這方案可行性大增。雖然大家都是第一次直接由加護病房辦理出院回家，並銜接居家安寧治療，原本擔心的慌亂狀況幸好在彼此足夠的默契與專業的表現下順利展開。除了團隊的合作，我們也再三與奶奶的家人討論最重要的照顧方法、注意事項，並確認居家安寧團隊隔天即可到家中訪視、調配藥劑。在一切事務安排就序後，我囑咐護理師關掉強心劑，並協助家人辦妥出院的相關事項。

隨後數天，我每天都與居家安寧共照師聯繫，追蹤老奶奶症狀變化，用藥調整。就在約莫一星期之後，共照師打電話回報，老奶奶在家中看著她最愛的連續劇安詳

往生了，生前沒有太大的不適，而且家人當時都陪伴在身邊。「哇！」聽到這個消息，我的內心由衷的替奶奶開心，也對全家拿出行動來捍衛老奶奶的生命尊嚴印象尤其深刻。再者，於加護病房裡協助病人銜接安寧的想法又再一次的得到實踐，讓末期病人能夠在家中與親人度過最後的時光。

故事的後續：傷心護理師

當我正為做了一件對病人好的事情而安心時，想著趕快與當天的護理師分享，期待她能從老奶奶這個個案學到加護病房與緩和治療合作，幫助末期病人圓滿願望的寶貴經驗。但沒有料想到就在我語帶成就感說完後續結果後，她卻緩緩抬起頭說，「雅汝醫師，你知道我這幾天好痛苦啊。」好痛苦？！怎麼會是「好痛苦」這個字眼？我大吃一驚。到底發生什麼事了？心想，她這幾天上班也都滿正常的。我趕忙接著問，怎麼回事呢？護理師輕聲地、娓娓道來她這幾天的心情轉折，「醫囑的確是要我關掉強心劑。我知道奶奶辛苦，我知道大家都會好好照顧她，但是關掉機器的那一剎那，我感覺我就要傷害她了⋯⋯我那天看著她被家人接走，她雖然笑著，很開心。但我覺得好

害怕。我一直睡不好。平日上班因為有事情做就還好，但是下了班就會一直想著這件事情⋯⋯我不敢和同儕討論分享，當每天晚上睡覺時，一想到是我關掉強心劑的，我就哭！」

我不敢相信親耳聽到的事情！因為有好長的一段時間，我在加護病房已經一而再、再而三地進行緩和醫療相關主題的教育訓練與各種案例討論。但我的同仁卻在此時此刻承受著好痛苦的感受，因為心理壓力而夜不成眠。最重要的是我還不自知；她甚至也無法與同事討論心裡的真實感覺。這對我的衝擊，除了來自對於她的心疼，也更意識到在加護病房這個搶救生命為宗旨的地方推動安寧，不是只有與病人、家屬的不斷溝通，也應包含對團隊成員進行生死教育與心理調適措施。我們應該讓團隊成員能對死亡這個議題有更多的教育，更多的探索，並藉由討論、分享，讓同儕、團隊成為能夠互相依靠的夥伴；不只是為病人，也是為我們自己。

在這個病房裡，永遠都需要照顧病人的每一種角色，不是只有下醫囑、給藥才是照顧病人而已。因為老奶奶與護理師的事件，以病人為中心的照顧前提，是要能關注團隊成員們的心理需求，特別是與病人接觸時間最久

的護理師。每一年都會有新報到的護理師，或正在接受訓練的護理師來到這裡，若是她們照顧的病人正逐漸轉向緩和治療的目標，我總是要花些時間陪伴這些護理師，讓她們適應除了拯救病人生命之外，仍然有一條讓病人善終的路；並且適應自己在這裡工作，也將面對死亡的種種面貌。在照顧病人的生與死的歷程中，我們也認識自己的生與死課題。

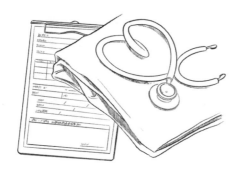

要能讓團隊成員更多的生死教育，並藉由討論、分享，讓團隊成為互相依靠的夥伴，不只是為病人也是為我們自己。

全人照護中的病人與醫療工作者

　　這幾年在內科加護病房中，總是必須正面迎擊死亡，但伴隨的並不一定是讓病人、讓家人全身而退的好結局。根據衛福部2011年統計，全臺灣總死亡人數約為

十五萬人，其中有46.2%是在醫療院所死亡；這些病人當中，又有25-30% 是在加護病房往生。因此相較於其他單位，加護病房護理人員是除了安寧病房外，更有機會照顧生命末期的病人。這幾年來，我致力於推廣重症單位的緩和治療，不管是教育課程，以及與安寧病房的合作。但是經由這個案例中的團隊成員，才讓我警覺到：在加護病房工作的護理師，是完成病人在加護病房的倒數幾天當中能夠接受安寧緩和的重要角色。然而根據許多的研究發現，重症單位的護理師在一開始接觸安寧緩和概念與照顧末期疾病的病人時，其實尚未在心態上完全適應，因此容易產生心理上的矛盾、溝通上的衝突。護理師是加護病房推動安寧照護的重要推手，他的心理適應與面對病人死亡的議題也需要被關切，當他們能夠適應、坦然面對，病人善終的路也能走得更為圓滿。

故事的尾聲：有健康的醫療工作者，才能更完善落實全人照護

目前在加護病房的在職教育訓練當中，已經常規納入安寧緩和治療的相關議題。自2017年開始，也逐步在跨領域團隊照護討論會、醫護聯合討論會當中，不時地提

及重症安寧相關的流程、照顧重點。在我們單位自2019年開始，如有相關適合的個案，我們會與安寧團隊進行重症安寧討論會，希望藉由討論個案的方式，讓大家抒發自己的心情，同時也能夠讓同職類的學長姐提攜學弟妹，傳承如何度過心理壓力，並轉化成帶給家屬安定的陪伴技巧。只有我們自己能夠先堅強起來，想長養自己勇於陪伴傷心難過的人的信心，才能夠在將治癒性療程轉為緩和性療程時，承接得起家屬與病人的失望、傷心、憤怒、不捨。我們才能夠同理家人與病人的哀切。

故事中的老奶奶已安息，該名護理師也經由安慰與後續協談而能夠重新面對病人帶來的衝擊，轉化為專業的成長。我常想，在加護病房內，真正讓家屬與病人恐懼的是未知的一切，以及被隔絕的一切。絕非只有末期病人才需要被關心對待，而是所有加護病房的病人與家屬都會面臨未知帶來的壓力。身為一線照護的醫護人員，若是以抽離的心思對待病人與家屬，就會失去同理心的能力，也失去了這份愛人的能力；但是如何在同理病人與家屬的處境與心情，而讓自己能夠保有理性與感情並行的因應，這是專業、也是智慧，需要在臨床工作中覺察、反思，不斷學習並成長。

我期待在重症服務的整個團隊，能夠不被蜂湧而來的數據、監視器給淹沒，從照護中找到關懷人的價值，能陪伴著病人和家屬或哭或笑，帶著家屬和病人往過去看到生命交會的悲喜，往未來望見人生繼續前進的動力。「牽起你的手，陪你到最後，安心送你走」是重症團隊堅持守護的信念，即便是在加護病房，我們仍有這個能力和心意，一起和病人家屬圓滿這個生命。

愛之船

徐千惠／個案管理師

✿ 個案的故事：茫茫人生 ✿

　　二十出頭歲的陳功，因故不慎感染愛滋病，但因經濟不佳、交通不便無法定期往返醫院而中斷服藥，今年因腳痛影響行動來到醫院檢查，卻被診斷出罹患癌症……

　　正值青春茂盛的年輕生命，陳功卻面臨著旁人難以想像的困頓生活。出生於資源支持薄弱的家庭，居住在人煙稀少且交通不便的偏僻鄉村，多年前的一場車禍奪走母親的生命，父親也因車禍導致雙下肢殘廢無法工作，家中生計僅靠微薄補助金支撐。沒能夠繼續升學，也沒有一技之長的陳功，為了養家當起砂石場臨時工。平日以勞力與打雜為生，無處排解的煩悶心情使得陳功以酒消愁。在某次飲酒後不慎從天橋跌落，導致下肢骨折。此次，陳功因疼痛未有改善且腿部腫脹不適而入院治療，沒想到經醫師診斷出癌症。猶如晴天霹靂，陳功再次面對生命中的重大

衝擊。曾經因意外感染愛滋病，如今又罹患癌症，對陳功與他家人來說，簡直是雪上加霜。正值青春年華瞬間轉為茫茫人生。

治療的開始：建立關係的挑戰

種種的考驗無法逃避只能無奈面對，住院後愛滋病與癌症治療計畫同時展開，陌生的醫學詞彙，乾淨卻冰冷的醫院病房，以及隨著治療所附帶的副作用，在沒有經濟與家人支援的未知未來，陳功只能走一步算一步。淡漠不語，鮮少與人互動，是他帶給眾人的印象。在外科手術病理確診癌症後，陳功被轉至腫瘤科病房行化學治療，由主治醫師說明治療計畫及疾病預後，身為個管師的我前往訪視評估。

第一次初見，陳功身形瘦弱，住院期間無家人陪伴。在我試圖與他談話過程中，陳功冷漠以對，眼神呈顯茫然，僅僅以：「嗯嗯……」等單字回應。面對像陳功如此年輕卻又遭逢重大變故的病人，其心中湧入無限不安、焦慮、無望，簡直像似世界末日般的黑暗籠罩，冷漠反應似乎可以理解。

初次訪視為建立信任關係，留下我的聯絡方式，並

主動表明再次探訪意願。之後計畫未來的再訪，要能以噓寒問暖、談論生活中他可能感興趣的話題來融入他的住院生活。身為個管師，我除了得向陳功說明清楚治療期間的自我照護、疾病相關照護事項；也需要能評估陳功在身心靈方面的需求，例如生活經濟、就醫交通、營養補給、心理支持……等，並且得邀請團隊相關專業人員（社工師、營養師、腫瘤臨床心理師）共同照護，解鎖陳功面臨的茫茫人生。

從腫瘤治療至心理調適，病人彷彿茫茫大海中迷航的船隻，身為個管師就要能扮演團隊溝通、資源整合的領航者，協助迷航船隻找到燈塔。

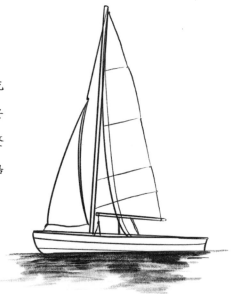

交流的契機：我們一路都在

　　初次罹癌的陳功，在每次的探視時，大多表現茫然無助的模樣，即使人在病床上，但似乎很難與他對上話或是搭上同一平台。他的飲食無法定時，整天手機不離手，即使有病房護理師的例行照顧與額外關心，卻無法與他互動，往往簡短「嗯，嗯」就不再回話，對話就此中止。這對我與醫療團隊成員而言，都是一種建立治療的夥伴關係上的挫折，也令人無所適從。

　　某一天，我由腫瘤心理師陪同再訪，心理師與陳功的年紀相仿，為建立關係而進行的這一次見面，心理師以現代年輕人共同話題與用語（同婚、天菜……等議題）逐漸破冰，之後慢慢帶到腫瘤心理等調適問題，同時以正念、放鬆等技巧引導他說出內心的焦慮。此時陳功在會談過程中語氣無奈並帶點憤怒表示：「老天爺為何要這樣捉弄我、運氣真衰！」他臉上表情沮喪、無助，眼眶再次泛紅，忍著淚珠看向窗外。此時，手機忽然響起，我與腫瘤心理師無意間聽到對話，而使得情況有所轉變。陳功與朋友通話時，手機的另一端傳來：「等你病好時，我會娶你」的聲音。對方的一句承諾，溫暖他的心，對眼前的生活開始有了期盼。

人如能對未來有盼望，就會想要了解眼前的狀態，想要做點什麼。此時，病房護理師正進入病房照護，探詢陳功意見時，陳功一改過去的淡漠，急切詢問：「化療會真的像電視上演的一樣嗎？頭髮掉光光、一直吐、吃不下？」還回過頭問我：「要一直打針吃藥，我就不能去上班。」「和爸爸一起住，已經是低收入戶了，現在住院沒辦法工作就會沒錢過生活，治療需要營養品補給才能有體力支撐，再加上以後種種事情都需要錢吧！」「姊姊已嫁人，收入不敷支出，怎麼有辦法幫我呢？」等等。忽然吐露的這一連串問句，再次說明陳功內心的不安與擔憂，也是一種想做些什麼的急切表現。我盡可能語氣平穩且帶著同理的回答：「我知道你擔心這些，此時此刻你的內心，就好像是大海中失去方向的小船。而我們醫護團隊，就是海中的燈塔，會安穩的引導你航向正確的路。」。

　　此時陳功聽完我和心理師的說明後，由原本淚眼汪汪，瞬間轉至充滿期待眼神。眼看著他願意與我們互動，並且接受我的比喻，我再繼續說著：「如果你感到害怕，沒有關係。病房裡的佛堂就是你最好的避風港。而佛祖是最好的心靈支柱，讓你安心。」，「你的疾病就像是長期抗戰，得花上一段時間，化療期間可選擇住院或門診化療

都可以。治療時候所產生的副作用，例如你剛剛詢問的掉髮問題，我們可以藉由戴假髮或髮帽來修飾。另外，你所擔心的沒有辦法上班、飲食或是經濟問題……等，我們啟動團隊來幫你，申請急難救助金、癌症就醫交通補助金及東區營養補助方案。」，「我們團隊有腫瘤臨床心理師、營養師、社工師、疾病個管師等專業人員共同協助。這麼一大群專業人員相伴，你不孤單的。」在聆聽完我所陳述的疾病照護衛教及資源運用之後，陳功臉上那種茫然失落的表情，慢慢轉變成嘴角微彎的希望之臉。

治療的後期：跟團隊一起努力

茫茫大海中的小船縱然有了方向、有了夥伴，但是疾病治療的前途未明，在盡頭等待著他的，究竟會是什麼呢？陳功在腫瘤科的照護模式之下是確診接受治療，穩定後追蹤。這是一條漫長、艱辛且需要有相當耐力的旅程，這不只是對於年輕的陳功而言，對許多罹癌病人也是如此。從腫瘤疾病治療照護至心理調適、營養補給，生理上的種種不適，加上不安與焦躁的各種心煩意亂，彷彿是茫茫大海中失去方向的船隻。而身為個管師的專業，就要能扮演團隊的溝通、整合的領航者角色，在跨領域尋求專業

資源，共同協助迷航船找到燈塔。

　　在陳功的故事後段，如何能夠讓他對治療保有信心，能夠在治療穩定後持續回診追蹤及服藥不中斷，是最重要的課題。首先，我們的團隊運用跨領域討論模式，邀請陳功照護所需的相關專業人員參與會議。在討論時，以醫療計畫為基礎，盤點病人個人、家庭、社區的現況，了解其資源欠缺之處。陳功最關切的經濟問題，則由團隊中的社工師來評估。因為陳功的爸爸及姊姊皆為低收入戶，因此陳功後續的生活經濟補助可由慈濟基金會進行補助。補助金額可支付生活及就醫費用，讓陳功無後顧之憂，安心接受治療。

　　此外，現階段每月規則返診化療，由個管師利用電面訪、花東癌症醫療共照網，花東衛教資源共享平台App、line通訊軟體等遠距照護方式，讓距離不再遙遠。團隊能夠主動定期關懷個案心靈與身體變化，並運用資源連結愛滋個管師影片進行衛教，設計用藥小卡叮嚀遵從服藥的重要性，讓陳功不重蹈過去斷藥的經驗，讓這艘汪洋中的小船迄此有固定可停靠的港口，有座標、雷達指示，不再迷航。

後記：全人照護的省思

　　經由此次照護經過，陳功從住院時原本冷漠到後續出院後，能夠持續保持聯絡，這是醫療團隊的努力與專業展現。而身為腫瘤個案管理師，就像是病人的家庭護理師、也是臨床護理專家、更是教育指導者。除教導疾病相關自我照護技巧，並陪伴和支持病人接受治療，提供病人和家屬健康或疾病相關資訊和諮詢。

　　故事中的陳功，讓我們感受他因家庭、經濟、交通⋯⋯等生活支持系統薄弱，縱然有個未公開的伴侶默默陪伴，許下結婚的承諾，但是大多時候仍是孤單無助，對自我感到自卑，對未來失去方向。長期累積下來的壓力，如今又得到雙重重病，像是來到一個生不如死的境界。與腫瘤個管師的相遇，就像是找到一個能夠分擔他重擔與帶領他前進的夥伴。我必須發揮功能，讓自己猶如是位領航員，轉動船舵（協助病患定位），啟航明亮之燈（抗癌之路）。再者，個案師更是身為病人及家屬代言者，能適時向團隊人員訴說陳功目前處境，和病人共同討論治療決策及提升自我照護能力，架起溝通的橋梁，讓病人在抗癌路上不迷失、不孤單、不中斷，朝向嶄新的未來。

從心出發

黃嘉鴻／花蓮慈濟醫院職能治療師

✿ 個案的故事：找回健康與希望 ✿

　　黃女士，她是一個四十歲的女性，從事按摩師工作，生活獨立。有著高血壓與糖尿病，此次入院根據黃女士描述，某日晚上在做完客人按摩後，覺得頭部左側有點怪怪，但她不以為意。直到隔天早上，她到診所就醫，醫師診斷可能是中風，並開藥給她。只是服藥後沒有改善，於是當晚來到本院就診。急診記錄可見其腦部有梗塞現象，黃女士隨之住院治療。當其主治醫師會診復健科時，進行評估當時她意識、講話只是些微模糊不清。左邊看起來有點神經麻痺（central type Facial Palsy）的症狀，舌頭偏向左邊，所以我們特別幫她以「布朗斯壯動作復原層級」（Brunnstrom stage）進行測量，以了解她的疾病程度與治療依據。

　　所謂的「布朗斯壯動作復原層級」是指中風病人恢

復過程有一個連續漸進的時序。治療師使用「布朗斯壯動作復原層級」評估病人情況時，可依指示評估分成上肢近端/遠端、下肢近端/遠端。在本次的個案，黃女士的上肢近端評估為「stageIII」，意思是肢體開始能夠活動，但卻無法自由控制活動，我們常稱作協同動作。上肢遠端初始則是stageII，意思指開始出現些許動作抑或是出現肢體張力卻沒有動作。下肢是stageIII，無法自如控制動作，需以協同動作的形式來動作。通常我們會認為這樣的病人預後應該不會很好。

此外，住院期間進行黃女士的危險因子評估，發現她的糖化血色素因為沒有規律服用藥物而控制不佳。經過一週身體檢查，左邊呈現的中樞性顏面神經麻痺症狀仍存在；照例的Brunnstrom stage檢查，上肢近端反而變得更差，變為stage II，意思是不太能動了；上肢遠端則一樣是stageII，下肢稍微再進步一點點，到stage IV。詳列出這些評估數字變化，為的是說明黃女士因中風對身體活動能力所造成的影響，意謂著她的日常生活功能與移動能力需要中等到輕度的照顧。才四十歲卻中風，原本自主還能照顧家人，而今卻需要他人協助，這對黃女士造成何種衝擊，團隊中的黃義鈞護理師以他的專業為我們提供解答。

團隊因病人而動起來

　　黃護理師首先觀察到黃女士因左上、左下肌力較差而出現焦慮、難受。黃女士說道：「剛開始想隱瞞所有的客人跟朋友我生病的事，自己也沒辦法面對。從本來的照顧者變成被照顧者，心裡是很難受的。」的確，她正值人生重要的階段，有許多的責任扛在肩上，要能減輕她的難受，也許可透過與相似疾病的病人認識，彼此分享經驗，抒發心情。

　　團隊認為對黃女士而言最重要是賦予希望，藉由復健的過程與進步，讓她了解到即使肢體不再如過去有力，但仍有復原的希望。病房裡慈濟志工常常前去關心、鼓勵她。經由團隊與病友的努力，黃女士的焦慮已逐漸消去，並主動表示想在住院期間就透過復健，提升自己的生活能力，以便儘早返回職場。病人想努力，團隊當然配合，積極復健意味著病人有較多的移動，病房裡要有相應的防跌措施與復健設計，洪景暄物理治療師、以及我這職能治療師也因應病人需求，迅速到位。

　　在住院期間，物理治療師的目標首要是維持黃女士的體能，所以肌力訓練或是肌耐力訓練是基本，其次就是站姿平衡訓練，給予矯正步態和上下樓梯等的功能性活

動。之後狀況好轉，協助跑步機的練習。基本的體能復原，才能有重返職場的能力。因應黃女士的工作需求，手部動作跟肌力是很重要的部分，她原有的Brunnstrom stage近端和遠端分別只有II。因此我們的治療目標希望設定自我完全照顧與回復職場活動。

我們教導誘發運動、增加肌力訓練，但由於她的下肢動作沒有很好，所以透過製作副木協助下肢的行走能力。在經過近一個月的努力，以立即可行的單手擰毛巾，用扶手固定毛巾等小動作開始，到複雜動作的反覆練習，黃女士有長足的進步。再者，依照「布朗斯壯動作復原層級」評估，上肢近端變成有stageIV。遠端依然只有stageII，直到門診，她的手指動作才有所改善。對於復健，她自己跟團隊說道：「其實復健的時候，每天都從疼痛中過來。每一個動作對我來 都是痛，不管腳或手甚至是背。全身痛到不能再痛。」但是重返職場與照顧先生是她最大的動力，加上兩位治療師的鼓勵，才能夠撐過來。

重返職場可以理解，但是照顧先生又是怎麼一回事呢？團隊中的柯文山社工師為團隊敘說了一段關於黃女士生命中的重大波折。柯社工師提到，四十歲獨立自主的黃女士承擔家庭重擔已有好長一段時間。民國94年時她的

丈夫因為職業災害而成為身障人士，除了身障補助，大多時候都是由她從事按摩工作維持家計。黃女士的父母親已年邁，雖然能在住院時照顧她，但是出院後還是得由她自己處理大小事務。此次中風，不能工作與照顧先生是她心中最擔心的事情。獲知如此狀況，秉持全人與全家的照護理念，希望她無後顧之憂全心放在復健計畫上，柯社工師評估她現在資源之後，先由慈濟基金會先列入居家關懷戶，進行生活的基本關懷與每月補助。有資源的介入，她就能夠全力放在出院後的復健計畫。

離開醫院之後

黃女士在住院期間的目標是以自我照顧能力及動作能力誘發為治療目標。醫院內能夠跟隨著團隊前進的復原程度如何能夠保持？滿滿的復健動力是否能夠在離開醫院之後持續？誠如前述黃女士因中風造成肢體障礙是回歸職場的阻礙，職能治療師要如何以專業協助她維繫住院時的復健能力是目標。

此外，當黃女士的動作能力已有進步時，提供按摩的相關學習有其必要，這不僅是增加她對按摩知識與技巧的了解，也能讓黃女士運用在自己與客人身上，因此在出

院門診期間，我們也為黃女士提供按摩專業課程。特別是在按摩時增加使用多元的輔助器材，減輕工作的負擔，也有利於她持續復健的動力。黃女士返家後，我們團隊也實際到她的家裡訪視，觀察黃女士的按摩執業場所，尋找可減輕其障礙的設施。藉著實地訪視，我們看見她已會利用替代工具去協助執行手指頭需要執行的按摩動作；用身體重量協助拉筋動作而不是全部靠手力去做費力的動作。另外適當高度的座椅能讓黃女士在坐著的情況下，可以休息或進行頭皮按摩。工作場所中適合黃女士高度的置物櫃，讓她可以直接伸手去拿東西，減少需要彎腰拿東西、費力的動作。

　　出院後的返診，按照「布朗斯壯動作復原層級」評估結果，黃女士的上肢的近端可以到Stage VI。也就是說，就是接近常人只是不那麼靈活，這可說是很大的進步，表示黃女士的努力與決心。有此成果，她說：「我希望對自己的身體要負責任。因此除了照顧患側之外更要照顧你的健側。這樣我們身體的協調度才能做到更好。不要放棄自己，努力一定可以成功。做老師教的最基本動作，堅持每天都做下去。」此外，她樂於參與復健，也願與病友分享，鼓勵病人。黃女士說到復健課程，笑容浮現

臉龐，她說：「復健時間到了，我們幾個同學就會去拉來上課。找阿嬤一起來上課，找阿公一起來上課，一起滑輪椅到復健室。當他感受到有人的關懷，就會開始一起活動。」從滑輪椅不能走動，到後來可以走動回到職場，這對中風病人而言，是十分難得的，因為每一項復健動作都可能產生疼痛感，也容易疲累。所以團隊成員都很佩服她的毅力。

全人照護的職能治療師觀點

　　此次參與全人照護的經驗，職能治療介入的時間大多是在門診，但回想起其住院的時候，讓我印象深刻的情景是，黃女士即便在沒有復健的時候，也會用腳推動輪椅自行復健。由於她的母親年紀較大，住院期間黃女士初期的日常生活無法自理，都需要仰賴跨專業團隊間的合作，例如護理師的直接協助、職能治療師教導如何調整執行方式，利用現有能力執行日常生活自理活動（盥洗、穿衣、轉位等……），以及物理治療師指導移行等等訓練。就專業角度而言，除了恢復動作功能之外，提升自我照顧能力及生活品質尤其重要，而這就得仰賴專業團隊合作在設定目標時的配合與完整思考，才能夠讓病人不至於迷失於各

種指令；護理師也能夠整合各團隊成員的目標，傳達病人每日執行訊息，掌握最佳的進度。

　　黃女士在住院時獲得的良好狀態，後續回歸職場，則是職能治療與物理治療跨團隊的合作，我負責手部動作及調整工作環境（如工具擺放位置、執行姿勢是否易造成職業傷害等……），訓練其精細動作發展回Stage VI。物理治療師則協助其訓練核心肌耐力以讓其有足夠體力返回職場，面對較有強度的工作。

　　經由她個人與我們的合作，她已有足夠能力返回職場，雖然動作仍未達Stage VI之水準，但透過調整工作方法後已能完整完成顧客之按摩要求。未來，黃女士還有可發展空間，我們團隊亦衛教其在家的自我訓練方法，期待她能更加進步及勝任工作內容，回復她期許的生活狀態，並且與先生、家人扶持走過每一日。

後記：自助人助，有「心」不孤單

　　目前已重返職場的黃女士在某日來到醫院舉辦的跨團隊照顧經驗的會議裡，對於因為中風造成身體活動能力的障礙，她告訴自己：「雖然老天沒收我的左手左腳，但是我還有右手右腳可以動。因為自己活著，就是要想辦法

動，自主活動是最快樂的事。」而且對於能夠復健成功，她說：「感恩每一位在我身邊的醫護人員，謝謝你們的陪伴跟照顧。」有著來自病人的直接回饋，以及看到病人能在復健過程中就已重返職場，重新日常生活與工作，這是對醫療團隊最大的鼓勵，也是跨團隊合作的再次肯定。的確，中風以後完全失能，到治療復健以後重新站起來，這一段長長的歷程，是相當不容易的。黃女士曾經是家裡的重心，但因中風倒下來。住院時的難受、焦慮，透過團隊與她個人努力，如今她已重回熟悉的按摩本行，並以她在醫院所學及自身經驗，為客人提供更適切的服務。

　　生病到康復的過程猶如經歷一次新的出發，對她而言更是一次「心的出發」。

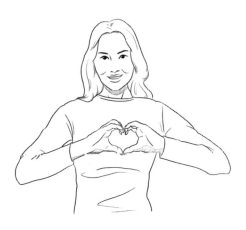

「因為自己活著，就是
要想辦法動，自主活動
是最快樂的事！」

跨界合作——
有一種愛叫做陪伴

羅尹筑 ／ 花蓮慈濟醫院中醫病房副護理長

✿ 個案的故事： 無常牽引中西醫合療契機 ✿

　　現年五十九歲的惠姨是離島某公司營業處主管，從年輕時就是個光鮮亮麗、獨立自主、靠自己努力拚搏事業並兼顧家庭的現代女性。平時注重自己的健康與體態，工作之餘也會與先生（本文中稱雲叔）在住家附近散步、運動。公司提供的健檢從未缺席，曾檢查出自己患有血小板增多症，但因維持良好生活習慣而未留心。後續員工健檢時，電腦斷層又發現腦血管有出現一段空白現象，醫師曾囑咐多留意腦中風的可能性，並開立抗凝血劑給她使用。然而惠姨覺得自己並無不良嗜好，飲食清淡，也有運動習慣，與心血管疾病沾不上邊，應該不用擔心腦中風吧？沒想到事與願違……

就在民國109年2月24日，雲叔接到公司電話說惠姨忽然意識改變、右半邊身體無力、沒辦法說話。他請對方趕緊將惠姨送到當地醫院。急診時以電腦斷層檢查發現是大腦左側大量出血。主治醫師立即進行左側顱骨切除術和右側腦室外引流手術；因為伴隨腦腫問題，又放置永久性腦室腹腔引流管後，病況才穩定下來。之後惠姨跟隨主治醫師回到北部某醫院進行顱骨缺陷修補、復健治療。因為健保給付規定，一個月後他們轉到中部某醫院復健治療。在此同時接受的中醫治療使得術後處於昏迷狀態的惠姨，終於睜開眼睛，恢復意識。對此，雲叔說：「在這家醫院搭配中醫治療後，她就醒過來了。我相信繼續搭配中醫治療，她肯定會好起來的！」情況有所好轉，雲叔對中西醫的合作建立起信心，也開啟後續在惠姨身上由中西醫共同治療的模式與良好成效。

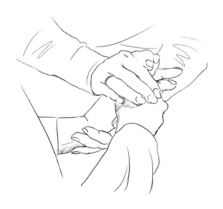

封印在癱瘓身體的靈魂

　　故事回到清醒後的惠姨，她雖然醒了，卻無法說話、身體癱瘓、無法吞嚥，必須仰賴鼻胃管灌食。她就像是一個自由的靈魂被封印在無法動彈的身體裡。惠姨無法接受此狀態，整日以淚洗面。雲叔心裡也極為難過，加上健保規定住院時間屆滿，雲叔只能積極尋找下一家帶給惠姨更好治療的醫院，以減輕中風帶來沉重負荷。109年10月，經朋友介紹與網路資訊，得知花蓮慈濟醫院著重中西醫合療，曾經創造出無數個「能醒、能走」的成功案例。除中西醫合療外，有跨團隊整合照顧能幫助病患恢復健康，於是雲叔帶著惠姨迫不及待來到花蓮，並在林欣榮院長的腦中風幹細胞治療門診就醫。經等待後，12月入住花蓮慈濟醫院的神經外科病房，首先做了詳細身體檢查及幹細胞治療。此次治療效果令雲叔與惠姨相當滿意，但又再次遇上健保給付規定限制，在不想中斷療程的心情，經林院長建議入住中醫病房「自在居」。

能再次自在的生活？

　　花蓮慈濟醫院的中醫病房「自在居」，有著柔和暖色燈光、單人病房空間規劃寬敞，無需擔心干擾。雲叔覺

得這地方就像待在家裡般的舒服，他想著：「終於能讓寶貝好好地安心療養了。」只是「自在居」對中風後的惠姨真的像個家嗎？能夠自在嗎？身為護理師的我，還是得關注病人的心情，了解她此時此刻的感受。剛來到這病房，惠姨情緒仍然不穩定，儘管西醫已開立身心科用藥，卻無法讓眼淚停住。藥物的副作用讓她出現失眠及夢遊的症狀，對此問題，團隊立即會診身心科、神經外科與中醫科，經討論後發現惠姨可能出現「假性延髓情緒症」。西醫師蔡昇宗重新調整身心科用藥，而中醫師何宗融依中醫四診收集的資料診斷，惠姨是陽氣會瘀滯在上焦。為改善她身體的不平衡，中醫治療放在通上部、頭面部的陽氣，並把陽氣引導往下，情緒的部分針對神庭穴、印堂穴、神門穴進行針灸及艾灸的治療。身為護理師的我及病房同仁除協助中西醫師治療外，護理專業中最為關鍵的「陪伴及傾聽」，也運用在惠姨身上。

　　惠姨的哭泣不是「假性延髓情緒症」一個醫學名詞就能簡單說明。從日常生活能夠自理、可以自己吃飯、可以跟別人說話，變成什麼都不能，甚至簡單的復健都變得很難、很累。這是一個多麼沉重的打擊！人在生病時，情緒往往是負面，隨著治療的進展，病人情緒可能如「蹺蹺

板」般來回擺盪。為了平衡惠姨的「情緒蹺蹺板」，我帶著微笑、正向態度去跟惠姨「裝熟」。我會問問她住哪啦？喜歡做什麼啦？復健時哪項最累啦？……尋找共同的話題，讓護病關係逐漸順暢。當病人願意與我們互動，嘗試用氣音或者使用紙筆來表達感受，這就是最好的開始與成效。

有時惠姨會想起過去的點點滴滴而流下眼淚，我們則陪伴她，幫她按按肺俞的部位幫助疏通（肺主悲），讓她減受煩悶與心塞，同時也教導照服員平時就可如此做。又例如上復健課時，有些動作會讓惠姨覺得身體很痛，想要放棄；卻又因為無法表達，會任性發脾氣、哭泣表現。此時亦師亦友的照服員曉得這是她遇上挫折或是疼痛的表象而已，於是就先安慰但仍嚴格督促，一步步克服每個復健關卡。還有來自親朋好友的支持與鼓勵，大家不離不棄，病人能感覺希望與溫暖，也能再次打起精神。在臨床工作多年，我常覺得讓病人從悲傷中走出來或者提高復健的動力，靠得不是獨門配方，而是持續的關心與陪伴。

全人照護與跨團隊的實踐：吃下一顆小籠包開始

中風後的復健路是很漫長，心裡著急也無濟於事。

通常我們會試著跟病人合作，一起擬定復健目標。定下第一個目標：先移除鼻胃管，從嘴巴吃自己最喜歡的小籠包。為達成這個目標，語言治療師林佳瑜及營養師童麗霞首先出場，經語言治療師評估，惠姨喉咽部力量不足，例如使用小杯子喝水，每口約5至10ml，偶爾還有嗆咳，口腔動作不靈活；此外雙唇仍無法閉緊，口水多從右側嘴角流出。語言治療師根據這兩個問題，以下巴夾球運動、雙唇閉合的動作進行訓練。此外同步語言理解及語言表達訓練，因為腦中風讓惠姨有失語症，這兩項訓練是讓惠姨先能用簡單字詞表達想法。營養師方面，建議先能安全由口進食軟質食物後，每日固定吃一餐，調整食物搭配與管灌牛奶熱量。在這期間，我們鼓勵惠姨嘗試使用湯匙吃。為確保她能安全用餐，在她由口進食時，都有人從旁觀察及做吞嚥評估，然後再回報給語言治療師及營養師，及時更新治療進度。

中醫師何宗融方面，對惠姨進行「外·金津－玉液穴」針灸，這兩個穴位可用於治療腦中風後遺症、難言失語、口眼歪斜、喉痺等；經過一段艱辛的復健之路，惠姨終於在110年的2月移除鼻胃管。卸除一條管路，當感覺呼吸順暢，如願吃上自己最喜歡的小籠包，並能夠說上少

許字詞，即使還不是那麼清楚，但她的心情好了不少。

完成移除鼻胃管目標後，惠姨對於肢體復健更有信心。團隊中的復健師陳佳吟、魏于鈞最初評估時發現惠姨不管是健側（左）的肢體還是患側（右）肢體都沒有力量。左側肢體肌力約2至3分、右側肢體肌力約0至1分，軀幹的控制能力不佳、活動耐力也不足，床上活動完全依賴照服員。因此復健師計畫的重點在先加強軀幹控制能力、提升健側肢體的力量、以及床上活動的能力。特別是動作功能，有力量的話，病人可以做的事情就會變多，持續性會拉長，活動耐力也會提升。經過大約3個月的時間訓練，左側肢體的肌力約進步到4分、右側體的肌力則是約進步到2分；從一開始完全無法維持坐姿，進步到在沒有扶持下可以坐立超過三至四分鐘；翻身到患側邊則由照服員的些微協助就可完成。至於床上翻身坐起以及由坐到站，從沒有反應至目前能夠利用左手及左腳慢慢用力幫助自己，都有著長足進步。在復健教室訓練時，剛開始不到三十分鐘體力就不行了，至到目前已經可以持續六十分鐘以上。回到病房，惠姨也不怠惰，晚上用過餐後，就讓雲叔與照服員協助，下床練習站立、走路等等。種種的表現都能感受到惠姨的動力。

此外，為了能讓復健訓練事半功倍，中醫師會根據惠姨每天的中醫四診評估進行適當的針灸治療，例如：三支（解谿穴＋內犢鼻穴＋外犢鼻穴）可引氣布達周身；外關穴可疏風、清熱，治療半身不遂及腹痛便祕；懸鍾穴可泄膽火、清髓熱、舒筋脈，治療喉痹、身重、中風手足不遂等。中藥的部分則是開立了通竅活血湯（治療上部瘀血，藥性辛竄，通陽入絡）、黃耆五物湯（用於益氣行血，溫經通痹，祛風通絡）、去硃砂的加味五寶散（用於芳香開竅，清心散熱，安神定驚）等進行調理。而我們護理師最重要是評估、整合跨團隊各職類所給予的指示，並確認執行與成效，因此我們會在惠姨進行復健練習時，適時給予陪伴及鼓勵，間接觀察她復健的姿勢、步驟是否正確，在做錯或可能造成傷害前給予指導；若她出現運動後的痠痛不適時，還能在穴位點或痠痛點給予適當的按摩，這樣除了能夠達到肌肉舒緩效果，還能減少讓她逃避復健的機會。

經過約一年時間的中西醫合療，現在的惠姨不僅復健越來越順手，笑容也回來了。有別於過去的消沉，她的眼神多了一些信心，也多了一點堅毅。惠姨與雲叔做了約定，再給她一年的治療時間，她要用自己的雙腳踏上家鄉

土地，用自己的雙腳走進家門。

全人照護：顧病人的身體也安家人的心

惠姨住在中醫病房的這段期間，我們慢慢了解到惠姨的一生刻苦耐勞、認真奮鬥、知足惜福，對孩子的照顧無微不至，讓一家人無後顧之憂，是全家人的精神支柱，更是凝聚家庭和諧最偉大的力量。這場突如其來的疾病，加上無法完全生活功能自理及復健進步緩慢，對未來預後不確定感，又擔心拖累家人，她變得很悲觀。突來的性格轉變，讓家人一開始都有些手足無措。尤其是與惠姨感情融洽的先生，他也是我們關心的對象。他常因擔心而不捨的情緒，團隊也看在眼裡。因此我們會在與惠姨互動時帶上雲叔，聊天、談心、開開玩笑，教導雲叔心情不順暢時，可以按按自己手腕內側的神門穴等。照顧太太之餘，也別忘記照顧自己。

臨床工作中如能關注到照顧者，也能夠讓病人的照顧品質更好，所以我們要留意照顧者是否在白天無微不至照護病人後，在夜裡是否有好好休息？是否累積長期的身體與精神的疲勞？才能適時分擔他們的重擔，並以專業方式帶領他們，如此也才能幫助到我們自己，成就專業。

此外，在故事中的惠姨與其他家人，如遇到不合與衝突時，我們會妥善運用同理心及溝通技巧，傾聽需要、協助照會專業人員，持續關心。搭起病人與家人之間的橋梁，讓惠姨與家人進行良好的雙向溝通，有什麼話可以直接詢問或表達。這也讓家屬發現以前覺得惠姨的付出是理所當然，不懂得珍惜。但在惠姨住院期間，家人似乎變得更獨立，也多了體貼與關心。漫長的復原期，不管是病人還是家屬，都需要很大的動力與更多的彼此理解。以病人為出發點從全人照護至全家照顧，從身體上的不適照顧到心靈層面，才能讓病人得到最完善的照護。

案例 10

心的照護──
跨團隊中的病人

黃華凡／五千和一萬公尺長跑選手

✿ 個案的故事：兼顧身與心的復健路 ✿

我是來自花蓮玉里德武部落的華凡，生長於一個務農的家庭。也許是小時協助父親的南瓜種植工作，經常頂著大太陽在田裡活動，養成滿能吃苦與耐勞的個性。求學過程中，因為體能表現優秀，成為學校重點培育的運動選手。從國一開始的八百公尺、一千五百公尺練習開始的運動生涯，總覺得自己好像沒什麼速度。於是由教練建議，改練中長距離項目，例如三千公尺障礙賽、五千公尺賽跑等，不斷嘗試的結果，最後發覺五千公尺、一萬公尺長距離項目是最適合自己。這兩個項目相當要求個人體能與耐力，需要持續且有效配速練習，對從小已參與務農工作的我其實不是太難的事。

為什麼喜歡長距離的跑步？想一想，應該是可以跑到很遠的地方，像是去到了海邊，去到了山上，吹著風很放鬆、很舒服。再者，支撐自己不間斷參與每日訓練計畫，或許是與父親在田地工作時養成能吃苦的性格；也可能是跑步時迎著微風的輕爽自在，抑或是頂著烈日跑步時的汗水淋漓的暢快；甚至是挑戰自己一次又一次跑出最好成績的得勝心，這些理由都是自己願意在長距離跑步項目努力的動力。「平時那麼累的練習，比賽時放手一搏！」就是希望在賽事上取得好成績，而任何影響成績的意外都是運動選手最害怕的事。因此高中二年級下學期因忽略練習後需要肌肉放鬆和恢復，長期疲勞累積導致左腳因髂脛束撕裂傷，如今回想起來，是我當運動選手後第一次受傷，也是一次很重大的打擊。

受傷的衝擊・復健的不安

　　記得那是一次按照課表練習時所發生的意外，當時的自己只是按表操課，每天不斷地跑，傻傻地一直練習，訓練後都沒能好好做拉筋、放鬆與收操時的動作，身體因此累積許多的疲勞。直到大腿部位的肌肉拉傷，跑步時產生劇烈疼痛感，其實是我的大腿已不堪操勞的結果。受傷

後，我馬上前往花蓮慈濟醫院就醫，在運動醫學中心安排下由骨科劉冠麟醫師安排MRI檢查確定受傷情況，進而由疼痛科王柏凱醫師透過超音波導引介入性治療方式打PRP三次及葡萄糖水一次，並且在過程中持續配合物理治療及訓練。此外，每周還安排中醫傷科沈炫樞醫師以針灸筋膜放鬆治療，持續半年時間，這是一段天天都處在心情忐忑不安的復健之路。

對運動選手而言，受傷意謂著中斷練習，意謂著自己可能沒有辦法參加比賽，或是比賽成績不好。當時自己曾想過：「如果一直傷不好，那練習有什麼意義？之後要怎麼辦？」懷著如此感受來到醫院。慈濟醫院的每一位醫師或治療師，總以輕鬆、幽默的口吻幫我進行診斷與治療，有稍稍減輕我的緊張。最重要的是醫師也告訴我高強度訓練後放鬆的必要性；練習不是一直苦練就好，不管是上肢與下肢的肌肉放鬆都是必要的。的確，我只是一股勁地練習，沒有補充相關的運動傷害防護知識來照顧自己的身體，這對於身為運動選手，無疑是最關鍵的提醒。

經年累月的苦練反而造成傷害，我只能接受這事實，並且很認真的投入每日復健。然而這一條復健之路並不順遂，每當自己覺得身體好轉時，就想馬上開始投入訓

練，但每次練到一定的量，受傷的部位就會開始不舒服；打了針劑做了治療，身體的狀況有好一點，但是又再跑到一定的量或強度時，疼痛或無力感再次復發。這段時間復健治療和訓練交替著進行，成績一直練不起來，令人沮喪又急躁。如今想想，醫師與復健師們已盡力安排各種治療的計畫，只是當時心裡面對於受傷的不安全感，擔心無法復原卻又急著想重回賽場，身體也無法好好的休息，那是一段身體也是心理的低潮時光。雖然知道「受傷就是好好的治療與復健，終有一天會好的」，旁人的打氣與安慰也有幫助，但成績跑不出來仍是事實。無法上場的運動員，也就失去了舞台，失去了未來。

感謝有妳陪伴‧心有所安

還好在這段期間有一個人持續的陪伴與照顧，她是我最想感謝的人——運動醫學中心的祕書李思蓓女士，我都稱她為蓓蓓師姑，她是慈濟醫院的員工，也是慈濟基金會的授證委員。在我受傷期間，她總是那個提醒我回診、復健時間的人，聆聽我對復健狀況反覆時的擔憂的夥伴。不僅如此她還提供營養品，希望我的營養狀況能夠提升，因為這對於傷勢的復原是很有幫助。更重要的是她也成為

了我、教練和運動醫學中心醫療團隊之間溝通的橋梁。

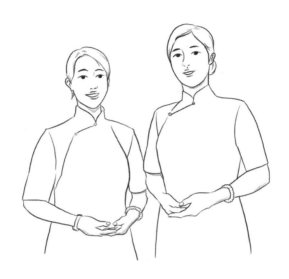

　　在我傷後的復健直到重回訓練，甚至再到比賽場
上，這個過程其實都需要選手、教練和醫療團隊間的互
相瞭解和配合。正是如此關照傷勢與陪伴、聆聽，讓我在
那段時間不會太孤單，至少在陷入低潮時，還有人可以聊
一聊。因此，如果真的要談那次的受傷經驗，醫療團隊真
的幫忙我很多。但是最重要的是有她在，能幫我想方設法
跟醫院裡每一個合作的醫師與治療師討論如何治療我的受

傷、如何不再重複受傷；甚至過程中結合慈濟科技大學運動科學的最大攝氧量與跑步經濟學的評估，協助我的教練知道該如何開出適合的訓練課表，我才能兼顧復健與練習，減少受傷可能性。曾經，我以為運動生涯將因為受傷而就此畫下句點，同時陷入低潮與不安，但是在她積極整合醫院各科醫師及運科的介入，讓我能重回賽場、重拾榮耀！

現在我的腳傷早已痊癒，已從受傷經驗學習到正確的放鬆與照顧身體的知識，同時也知道該如何與醫療團隊配合。眼前最重要的是為即將到來的全大運而努力，希望能夠在長跑項目取得好成績。此次受邀訪談，要以病人觀點來談自己的受傷歷程與感受，我在想我也許沒有辦法給出醫療上具體的建議，也沒有覺得醫療團隊有哪裡做得很不好，但是回想著高二時變成病人的自己，會想到如果能夠在治療效果反覆不定，以及我因為身體因素而對未來產生沮喪與茫然時，能夠有一個人像蓓蓓師姑一樣當起溝通的橋梁。她可以整合醫療端的專業照護，並將照護的內容轉譯成我可以聽得懂的話語，讓一直不安的我可以心很定地接受治療，讓我比較理解治療或是復健的反覆可能是因為某些原因，並持續給予我適時的鼓勵。最重要的是她有

整合其他社會資源，在補助與慈善資源支持之下，我能無後顧之憂，並在醫療團隊及運科的加入建議，讓訓練課表的調整能夠配合。

　　面對漫長的復健之路，運動選手也需要心的照護。蓓蓓師姑做了很好的示範，讓我的受傷不只有身體被治療，心情也被安撫了，我想這應該會是以病人為中心的全人照護的理想實踐。

＊本文感謝經紀人林傳傑在訪談時協助問答；李思蓓女士在撰文時給予建議與修正。

全人照護 同願同行 —— 花蓮慈院跨職類實務與個案

編　　著／花蓮慈濟醫院教學部

召 集 人／陳宗鷹

主　　編／郭莉娟

責任編輯／謝明蓁

撰　　文／謝明蓁、郭莉娟、羅文綾、張雲傑、廖夏慧、王琬詳
　　　　　　劉秀屏、賴宇軒、吳雅汝、徐千惠、黃嘉鴻、羅尹筑
　　　　　　黃華凡（依章節排序）

出 版 者／財團法人慈濟傳播人文志業基金會

地　　址／台北市北投區立德路二號

電　　話／（02）2898-9991

劃撥帳號／19924552

戶　　名／經典雜誌

製版印刷／禹利電子分色有限公司

經 銷 商／聯合發行股份有限公司

地　　址／新北市新店區寶橋路235巷6弄6號2樓

電　　話／（02）2917-8022

出版日期／2022年8月初版

定　　價／新台幣260元

全人照護 同願同行：花蓮慈院跨職類實務與個案/
花蓮慈濟醫院教學部編著. -- 初版. -
臺北市：經典雜誌, 財團法人慈濟傳播人文志業基金會,
2022.07　　面；　公分

ISBN 978-626-7037-67-6（平裝）

1.CST: 醫學教育 2.CST: 全人教育 3.CST: 健康照護體系

410.3　　　　　　　　111009667

ISBN：978-626-7037-67-6 WW9876

00260

9 786267 037676

出版單位 花蓮慈濟醫院教學部